JN304877

柔道整復師
生理学
パーフェクトノート

東海大学医学部基礎医学系 山門一平 [著]

中外医学社

序

　本書はコメディカル分野，とりわけ柔道整復師の国家試験合格を目指す学生さんを対象に作成をいたしました．国家試験の基礎医学系教科としては，生理学が解剖学と共に重点教科であります．出題内容は，全身機能を網羅していることから，学習項目が広範囲で多くの用語が混在し，苦手教科の1つとする学生さんも少なくありません．そこで，国家試験合格基準を少しでも超えるように，内容をコンパクトにして，最低限の内容を繰り返し，短い文章で理解しやすいように編集を行いました．特に1項目に対し，箇条書きのページとコラム，練習問題と国家試験問題で構成され，それぞれの項目間が徐々に連携するように工夫をいたしました．学習項目としては，柔道整復師で最も出題されてきている運動器系関連器官を主軸に，他の系統へと連携する順序で構成されています．

　生理学教育で学習資料（教材）としてきた内容を再編集し，各項目で練習問題および国家試験に関する主要項目を抽出しました．教育現場で使用していた教材が基本構成となっているので，一般的な参考書よりはより国家試験に近い形での書籍となることを期待しています．

　今後，柔道整復師においても高い知識と技術をもとに従事するばかりでなく，現代医学のチーム医療の一員として，他の職種との連携をとりながら我が国の医療を支えるためにも，より多くの基礎知識から臨床知識へと発展してもらいたいと考えております．

　最後に，少ないページでコンパクトに活用しやすい教科書を目指してきましたが，専門的な知識を分かりやすく伝えることはとても困難な作業でありました．今後も様々なご批判とご指導を頂きながら，さらに分かりやすく利用しやすい理想的な教科書へと近づけたいと考えています．

2013年11月

山門一平

目 次

1. 細胞の構造・働き
Ⅰ．細胞内小器官とタンパク合成……………………… 2
コラム●タンパクのレシピ……………………………… 3
Ⅱ．タンパクの材料とエネルギー……………………… 4
コラム●ATP 合成とショック…………………………… 5

2. 細胞膜の物質輸送
Ⅰ．細胞膜の形態………………………………………… 8
コラム●細胞膜の重要なミッション…………………… 9
Ⅱ．物質輸送……………………………………………… 10
コラム●選択的透過性は難しい？……………………… 11

3. 細胞の興奮
Ⅰ．細胞膜の構成………………………………………… 14
コラム●細胞膜に発生する電気………………………… 15
Ⅱ．細胞の興奮…………………………………………… 16
コラム●細胞でも興奮します…………………………… 17

4. 興奮の伝導：神経
Ⅰ．電気的な興奮伝導：軸索…………………………… 20
コラム●神経と電線は同じ？…………………………… 21
Ⅱ．化学的な興奮伝導：シナプス……………………… 22
コラム●乗り換えはシナプスで………………………… 23

5. 神経線維の特性
Ⅰ．神経線維での興奮伝導……………………………… 26
コラム●興奮の発生も多数決で決まります！？……… 27
Ⅱ．神経線維の種類と特徴……………………………… 28

i

コラム●太いヤツほど速い……………………………………… 29

6．筋収縮メカニズム

　　　Ⅰ．神経筋接合部………………………………………………… 32
　　　コラム●マッチョのなぞ………………………………………… 33
　　　Ⅱ．興奮－収縮連関……………………………………………… 34
　　　コラム●マッチョの秘密………………………………………… 35

7．末梢神経系

　　　Ⅰ．末梢神経系：脳神経………………………………………… 38
　　　コラム●無神経ってあり得ない………………………………… 39
　　　Ⅱ．末梢神経系：脊髄神経……………………………………… 40
　　　コラム●白黒（灰）はっきりした神経………………………… 41

8．感覚の種類と神経伝導

　　　Ⅰ．特殊感覚……………………………………………………… 44
　　　コラム●味覚について…………………………………………… 45
　　　Ⅱ．一般感覚……………………………………………………… 46
　　　コラム●絶対に感じる感覚と，たまに感じない感覚………… 47

9．中枢神経系と伝導路

　　　Ⅰ．中枢神経……………………………………………………… 50
　　　コラム●神の領域ではありません……………………………… 51
　　　Ⅱ．伝導路………………………………………………………… 52
　　　コラム●伝導路は始発駅と終着駅の関係……………………… 53

10．自律神経系の身体調節機構

　　　Ⅰ．自律神経系…………………………………………………… 56
　　　コラム●自立（律）してしまって，感じにくい神経………… 57
　　　Ⅱ．自律神経系の主な調節機構………………………………… 58
　　　コラム●バランスのよい自律神経……………………………… 59

11. 消化・吸収システム

  Ⅰ．消化……………………………………………… 62
  コラム●食べ物が吸収される場所はどこ？………… 63
  Ⅱ．消化酵素の調節・消化ホルモン……………… 64
  コラム●胃酸は酸っぱい……………………………… 65

12. 血管と循環調節システム

  Ⅰ．循環器の構成特徴……………………………… 68
  コラム●心臓も血管も同じ構造，でも毛細血管が主役… 69
  Ⅱ．循環器系の調節………………………………… 70
  コラム●血圧の調節は重要．でも高血圧は………… 71

13. 血液と免疫

  Ⅰ．血液の組成……………………………………… 74
  コラム●血球の様々なキャラクター………………… 75
  Ⅱ．免疫システム…………………………………… 76
  コラム●感染症から身を守る免疫は賢い…………… 77

14. 心機能

  Ⅰ．心臓の構造……………………………………… 80
  コラム●心臓の大切な機能，ポンプ作用…………… 81
  Ⅱ．心拍動…………………………………………… 82
  コラム●心周期は止まらない………………………… 83

15. ガス交換〈外呼吸 / 内呼吸〉

  Ⅰ．ガス交換と運搬………………………………… 86
  コラム●肺は拡張しない，拡張させられる………… 87
  Ⅱ．外呼吸・内呼吸………………………………… 88
  コラム●ペーハーって，水素イオンの量だよね…… 89

16. 尿の生成

Ⅰ．原尿と尿生成……………………………… 92
コラム●尿生成の奇跡……………………………… 93
Ⅱ．尿の成分と排尿システム……………………… 94
コラム●尿から病気を知る………………………… 95

17. 化学伝達物質：内分泌

Ⅰ．内分泌定義と化学伝達物質…………………… 98
コラム●ホルモン焼きを食べるとアドレナリンが……… 99
Ⅱ．内分泌の調節………………………………… 100
コラム●ホルモンは3つだったら覚えられるのに……… 101

18. 生殖器とホルモン

Ⅰ．男性の性ホルモン作用……………………… 104
コラム●精子を作ろう…………………………… 105
Ⅱ．女性の性ホルモン作用……………………… 106
コラム●卵を産もう……………………………… 107

19. 代謝と体熱

Ⅰ．エネルギー…………………………………… 110
コラム●熱産生…………………………………… 111
Ⅱ．体熱とホメオスタシス……………………… 112
コラム●放熱……………………………………… 113

索引 ………………………………………………… 117

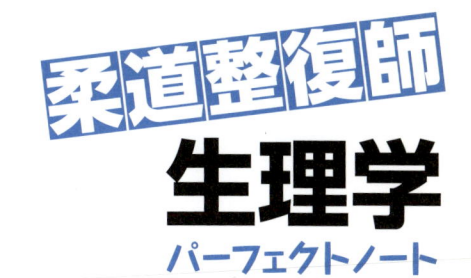

柔道整復師
生理学
パーフェクトノート

1 細胞の構造・働き

POINT
- 細胞の内外を隔てる細胞膜の構造
- 細胞内小器官の種類と役割
- DNA の構造と遺伝情報
- 細胞におけるタンパク合成

Ⅰ. 細胞内小器官とタンパク合成

★身体を構成するタンパクを合成するために様々な細胞内小器官が連携

1. 細胞核には遺伝子が含まれ，全ての遺伝情報が保存
2. 遺伝情報は DNA（デオキシリボ核酸）の塩基配列で暗号化
3. 遺伝情報を m-RNA（メッセンジャー RNA）に転写
   ★タンパク合成が盛ん⇒核小体　★転写⇒遺伝情報のコピー
4. m-RNA は，核内から核膜孔を経て，細胞質へ出る
5. リボソームで t-RNA（トランスファー RNA）に遺伝情報が翻訳
   ★粗面小胞体⇒多数のリボソームが付着した小胞体
   〈滑面小胞体：脂溶性ホルモン（ステロイド）などの合成〉
6. t-RNA は m-RNA 3 塩基（コドン）に対し 1 個のアミノ酸を持つ
   〈開始コドン（アミノ酸）→コドン（アミノ酸）……→終止コドン〉
7. m-RNA に対する t-RNA の翻訳によってアミノ酸が結合
   【ペプチド（⇒タンパクの小単位）の形成】
8. ペプチドはゴルジ装置に運ばれ，修飾・濃縮
9. 細胞外に分泌されるタンパクはゴルジ小胞となり細胞膜側へ移動
   ★ゴルジ小胞⇒分泌顆粒
10. ゴルジ小胞は細胞膜に接触し，開口型分泌で細胞外へ放出

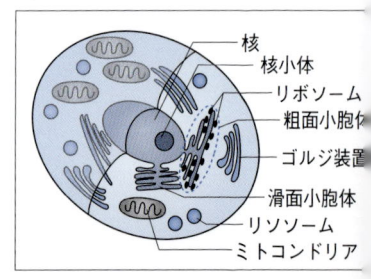

1. 細胞の構造・働き

コラム① タンパクのレシピ

　絶品"タンパク"のレシピは門外不出．核と呼ばれる図書館内に厳重保管されています．しかも，暗号によって塩基配列としてコード化されるほどの機密情報．キーはA，T，C，Gの4つの塩基です．AとT，CとGは共に対応する暗号であることを忘れてはいけません．この遺伝子と呼ばれる情報を唯一持ち出す手順は，レシピの暗号をm-RNAにコピーすることです．この最初のミッションを"転写"と呼びます．転写時の注意はA→U，T→A，C→G，G→Cに変換します．RNAではTがないので"U"を使います．転写されたm-RNAを図書館のドアである核膜孔から持ち出し，調理室であるリボソームに向かいましょう．リボソームで最初に行わなければならないのは，暗号解読作業．この2つめのミッションは"翻訳"と呼びます．翻訳とはm-RNAに記された暗号化された3つの塩基で示されるアミノ酸を次々と指定し，これを結合させます．暗号のレシピ通りに結合が完成すると"タンパク"のできあがりです．

　タンパクをそのまま使うのはセンスが欠けます．ラッピングマシーンであるゴルジ装置，ここで絶品"タンパク"が完成しました．

⚠ キーワード・チェック

- ☐ 細胞　☐ 核　☐ 遺伝情報　☐ DNA
- ☐ RNA　☐ 転写　☐ 翻訳　☐ リボソーム

Ⅱ．タンパクの材料とエネルギー

★タンパク合成には材料（アミノ酸）とエネルギー源（ATP）が必須

代謝＝同化＋異化

1. タンパクの材料はアミノ酸（20種類）

    ★必須アミノ酸（9種）⇒体内で合成できない

2. アミノ酸は細胞外から取り込まれる（吸収）

    食作用された物質を分解（分解）

3. リソソームは加水分解酵素を含み，物質を分解する

4. エネルギー源は ATP（アデノシン三リン酸）

    ★ ATP ＝【エネルギー】⇒ ADP（アデノシン二リン酸）＋リン酸

5. ATP は糖質，脂質，たんぱく質から得られる

6. エネルギーは糖質や脂質の異化（分解）過程によって得られる

    ★嫌気的分解（解糖）：グルコース⇒ ATP ＋乳酸（代謝産物）

    ★好気的分解（呼吸）：グルコース⇒ ATP ＋二酸化炭素＋水

    ・解糖は細胞質

    ・呼吸はミトコンドリア

    ・呼吸＝内呼吸

    ★たんぱく質による ATP 合成は飢餓時の場合

糖質の分解：ATP 合成

　材料：グルコース

　・→嫌気的分解（解糖）⇨乳酸 → ATP 少
　・→好気的分解（呼吸）⇨ H_2O, CO_2 ➡ ATP 多

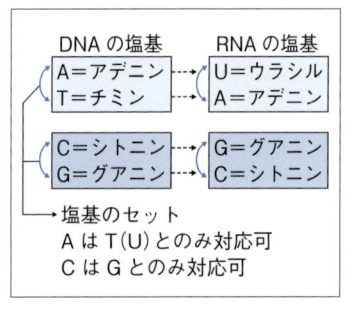

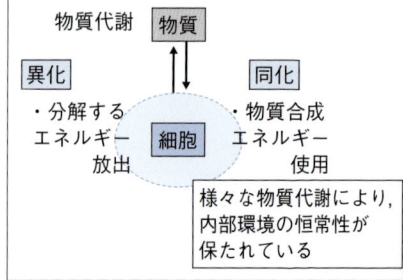

DNA の塩基	RNA の塩基
A＝アデニン	U＝ウラシル
T＝チミン	A＝アデニン
C＝シトシン	G＝グアニン
G＝グアニン	C＝シトシン

→塩基のセット
　A は T(U) とのみ対応可
　C は G とのみ対応可

物質代謝

[物質]

[異化]　　　　　　　　[同化]

・分解する　　　　　　・物質合成
　エネルギー　[細胞]　　エネルギー
　　　放出　　　　　　　　使用

様々な物質代謝により，内部環境の恒常性が保たれている

1. 細胞の構造・働き

コラム ATP合成とショック

　ATPの合成システムとして，解糖と呼吸を学びます．TCAサイクルなど難しい用語を習いますが，身体にとってとても大切なシステムです．日常生活において，私たちのATP合成は好気的なエネルギー代謝によって行われています．吸気と呼気による外呼吸につづき，細胞での内呼吸を行うことで酸素を使用することで効率的にATPを供給し続けます．代謝によって発生する物質は水と二酸化炭素だけです．

　臨床的に発生する"ショック"の患者さんとはいかなる状態でしょうか？　一般的にはショックとは血圧が低下した患者さんを指すと思いがちで，医療従事者の多くもそのように理解している方が少なくありません．ショックの第1段階は，血圧が落ちない代償性ショックと呼ばれるステージです．ここで気がつくのがとても大切で重要です．

　何らかの原因で細胞への酸素供給が減り，好気性代謝から嫌気性代謝へと切り替わっている状態なのです．嫌気性エネルギー代謝は無酸素でATPを合成しますが，代謝産物として乳酸が発生します．代償性ショックでは乳酸の発生はわずかですが，ステージが進むと大量発生します．第3ステージである不可逆性ショックでは，乳酸値は増えて，アシドーシスで血圧もかなり下がってしまいます．

　私たちの身体は，酸素によってエネルギーをつくっており，酸素の欠乏はエネルギーの低下から，全身の倦怠感や不安感から始まり，様々な症状を誘導します．

⚠ キーワード・チェック

- □ 代謝　　□ 同化　　□ 異化　　□ タンパク
- □ アミノ酸　□ ATP　　□ 解糖　　□ 呼吸

練習問題〈正誤問題〉

誤問題は誤っている部位に下線をひき，正しい文章に直しなさい

- [ ] 1. 遺伝情報はDNAの全ての塩基配列に含まれる
- [ ] 2. 増殖能の高い細胞核の特徴は鮮明な核小体が多くみられる
- [ ] 3. DNAの塩基のA（アデニン）はm-RNAのT（チミン）に転写される
- [ ] 4. リボソームにはDNAが含まれる
- [ ] 5. m-RNAの12塩基に対応するアミノ酸の数は3つである
- [ ] 6. タンパク合成を行う細胞内小器官はリボソームである
- [ ] 7. 身体で合成される必須アミノ酸は，全部で9種類である
- [ ] 8. ATPは糖質を同化することでつくられる
- [ ] 9. 嫌気的な解糖では，副産物としてアミノ酸がつくられる
- [ ] 10. 食作用された異物は細胞内小器官のミトコンドリアで加水分解される
- [ ] 11. 粗面小胞体で顆粒状にみえるのはリソソームである
- [ ] 12. ステロイドホルモンは滑面小胞体で合成される
- [ ] 13. アミノ酸を分解するとペプチドになる
- [ ] 14. ゴルジ装置は蛋白の分解を行う
- [ ] 15. 解糖はミトコンドリアで行われる

〈解答〉
1. ×：全ての→特定の 2. ○ 3. ×：T（チミン）→U（ウラシル） 4. ×：DNA→RNA（r-RNA, t-RNA） 5. ×：3つ→4つ 6. ○ 7. ×：身体で合成される→摂取する必要のある 8. ×：同化→代謝 9. ×：アミノ酸→乳酸 10. ×：ミトコンドリア→リソソーム 11. ×：リソソーム→リボソーム 12. ○ 13. ×：分解→結合 14. ×：分解→修飾・濃縮 15. ×：ミトコンドリア→細胞質

1. 細胞の構造・働き

★★ 過去国試問題 ★★

①内膜と外膜の二重の膜に包まれているのはどれか（2013年）
  1. 核小体　　　　2. ゴルジ装置
  3. リボソーム　　4. ミトコンドリア

②DNAの塩基配列にしたがって生成されるのはどれか（2013年）
  1. 糖質　　　　　2. 脂質
  3. 蛋白質　　　　4. 電解質

③細胞小器官でないのはどれか（2012年）
  1. ゴルジ装置　　2. ヘモグロビン
  3. 粗面小胞体　　4. リソソーム

④タンパク質濃度が最も低いのはどれか（2012年）
  1. 血漿　　　　　2. 血清
  3. 組織液　　　　4. 細胞内液

⑤アミノ酸で構成されるのはどれか（2012年）
  1. トリグリセリド　2. リン脂質
  3. 蛋白質　　　　4. 多糖類

⑥高分子物質を消化する細胞内小器官はどれか（2011年）
  1. ミトコンドリア　2. ペルオキシソーム
  3. リボソーム　　4. リソソーム

⑦タンパク質を合成する細胞内小器官はどれか（2010年）
  1. 核　　　　　　2. 滑面小胞体
  3. ミトコンドリア　4. リボソーム

⑧細胞活動のエネルギー産生の場はどれか（2009年）
  1. 中心小体　　　2. リボソーム
  3. ゴルジ装置　　4. ミトコンドリア

⑨細胞内消化を行うのはどれか（2008年）
  1. リボソーム　　2. ミトコンドリア
  3. ライソソーム　4. ゴルジ装置

〈解答〉
① 4，② 3，③ 2，④ 3，⑤ 3，⑥ 4，⑦ 4，⑧ 4，⑨ 3

2 細胞膜の物質輸送

POINT

- 細胞膜における選択的透過性
- リン脂質二重層膜と機能性タンパクの特性
- 受動輸送と能動輸送

I. 細胞膜の形態

★ "選択的透過" と細胞膜の構造特徴

1. 細胞膜：リン脂質二重層膜，機能性タンパク
   リン脂質は親水部分（親水基）と疎水部分（疎水基）に分かれる
2. リン脂質二重層の透過特徴は，脂溶性物質は通過可能
   水溶性物質の透過には，機能性タンパクが必須
3. 機能性タンパクの役割：物質の輸送，酵素，受容体
4. 膜輸送タンパク：チャネル，トランスポーター（輸送体）
5. トランスポーター：キャリア輸送〈促通拡散〉
   　　　　　　　　　ポンプ〈能動輸送〉

   ★能動輸送にはエネルギー（ATP）が必要
6. 物質輸送には，チャネル，キャリア，ポンプ，サイトーシスなど

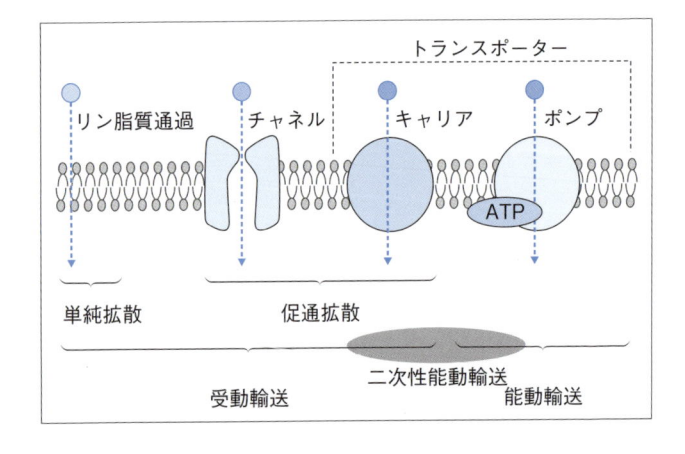

	リン脂質通過	チャネル	キャリア	ポンプ
	単純拡散	促通拡散	促通拡散	（ATP）
		受動輸送	二次性能動輸送	能動輸送

トランスポーター＝キャリア＋ポンプ

2. 細胞膜の物質輸送

コラム 細胞膜の重要なミッション

　細胞は，酸素や栄養素を取り込み，二酸化炭素や老廃物を排出しなければなりません．物質輸送の主役が細胞膜であり，物質を効率的に輸送しています．細胞膜は，代謝だけでなく，細胞の興奮や興奮の伝導，伝達など，様々な役割を持っています．

　細胞膜の主体は"リン脂質二重層膜"で，細胞を油の膜で包むようなイメージです．リン脂質二重層膜は油の膜ですので，細胞内外へ脂溶性の物質は自由に出入りできますが，水溶性の物質はほとんど通過できません．これは内分泌系の基礎にもなる大切なことです．

　水溶性物質や大分子は細胞膜を容易に通過できないので，特別な構造を細胞膜に設置しました．機能性タンパクであり，物質輸送としては，チャネルやポンプが最も有名です．それ以外には情報伝達に欠かせない膜受容体，レセプターも機能性タンパクの一員です．

　大分子の取り込みには食作用や飲作用を用います．これも基本的には機能性タンパクを利用します．大分子とレセプターが結合し，細胞膜が変形し，大分子を細胞内に取り込み，加水分解酵素を含むリソソームで分解します．細胞膜の変形には細胞質の細胞骨格を構成するタンパクをここでも用います．

　まとめると，細胞膜は油膜であるリン脂質二重層膜と水溶性物質を輸送させる機能性タンパク質によって形成されおり，様々な物質交換を行っています．

⚠️ キーワード・チェック

- ☐ リン脂質二重層膜
- ☐ 機能性タンパク
- ☐ 受動輸送
- ☐ チャネル
- ☐ ポンプ
- ☐ キャリア
- ☐ 促通拡散

II. 物質輸送

★物質輸送の方法

1. リン脂質二重層膜では単純拡散
   〈細胞内外の電位差と濃度差の電気化学ポテンシャル勾配〉
2. リン脂質二重層膜を透過できない物質は特異的/受動的に輸送
   〈促通拡散〉
   促通拡散＝チャネル＋キャリア〈膜輸送タンパク〉
3. チャネル輸送は，主に Na^+，K^+ などのイオンを特異的に移動
4. キャリア輸送は，細胞膜のタンパクを介する促通拡散
5. ポンプ輸送とは ATP のエネルギーを使う能動輸送
   細胞膜の Na^+ ポンプの働きにより，細胞内外の電位差が発生
6. 能動輸送は一次性能動輸送と二次性能動輸送に分類
   一次性能動輸送は主にイオンポンプ（ポンプ輸送）
   二次性能動輸送は単輸送，共役輸送（共輸送，対向輸送）
   　　二次性能動輸送は一次性能動輸送で発生したイオンの濃度勾配を利用
   　単輸送（単輸送体：ユニポーター）
   　共輸送（共役輸送体：シンポーター）
   　対向輸送/逆輸送（対向輸送体：アンチポーター）
7. 細胞膜自体によるサイトーシス
   エンドサイトーシス：食作用・飲作用
   エクソサイトーシス：開口分泌

単輸送：1つの溶質を移動
共輸送：2つ以上の溶質を同じ方向に移動
逆輸送：2つ以上の溶質を逆の方向に移動

単　ユニポーター
共　シンポーター
逆　アンチポーター

2. 細胞膜の物質輸送

コラム 選択的透過性は難しい？

　細胞膜における輸送には"受動輸送"と"能動輸送"があります．"受動輸送は"濃度勾配に従って輸送され，濃度の高い方から低い方へと物質は移動します．一方，"能動輸送"は濃度勾配に逆らい，濃度の低い方から高い方へと移動させるため，エネルギーが不可欠となります．イメージとして，坂をエネルギーを使わずに転がり落ちるのが受動輸送で，エネルギーを使って坂を登るのが能動輸送です．

　細胞膜での受動輸送では，最も単純なものが脂溶性物質の移動で，脂溶性物質はリン脂質二重層膜を直接通過します．水溶性物質は特別な通路を通過します．各種イオンに対してはチャネルを利用します．このような受動輸送のシステムを"単純拡散"と呼びます．

　キャリアやトランスポーターと呼ばれる機能性タンパクが物質を輸送しますが，受動的に輸送する場合は"促通拡散"，エネルギーを使い能動的に輸送する場合は能動輸送と呼びます．

⚠️ キーワード・チェック

- ☐ 単純拡散
- ☐ 促通拡散
- ☐ 水溶性物質
- ☐ 脂溶性物質
- ☐ エンドサイトーシス
- ☐ エクソサイトーシス

📝 練習問題〈正誤問題〉

誤問題は誤っている部位に下線をひき，正しい文章に直しなさい

- [ ] 1. 促通拡散はキャリア輸送，能動輸送はポンプで行われる
- [ ] 2. 細胞膜を形成するリン脂質の親水基部分は，細胞膜の内外表面を構成する
- [ ] 3. 機能性タンパクには，ある物質を違う物質に変換する働きも含まれる
- [ ] 4. 膜輸送タンパクには，チャネルとキャリア，ポンプが含まれる
- [ ] 5. トランスポーターとは，受動輸送体のことである
- [ ] 6. 単純拡散の条件は，細胞内外における水分量である
- [ ] 7. リン脂質二重層膜の物資移動は単純拡散，チャネルとキャリアは促通拡散である
- [ ] 8. リン脂質，チャネル，キャリアでの物質輸送は受動輸送と能動輸送である
- [ ] 9. チャネル輸送には，ATP が必要である
- [ ] 10. 小腸上皮における糖の吸収は，能動輸送で行われる
- [ ] 11. 細胞膜は脂質が通過しやすい性質である
- [ ] 12. 2つ以上の溶質が同じ方向に移動することを単輸送と呼ぶ
- [ ] 13. チャネルはトランスポーターに含まれる
- [ ] 14. リン脂質二重層膜での物質移動様式は促通拡散である
- [ ] 15. イオンの特性によって細胞膜での透過性は異なる

〈解答〉
1. ×：キャリア→キャリア，チャネル 2. ○ 3. ○ 4. ○ 5. ×：受動輸送体→受動輸送体と能動輸送体 6. ×：水分量→溶質濃度（濃度勾配） 7. ○ 8. ×：受動輸送と能動輸送→受動輸送 9. ×：必要である→必要ない 10. ×：能動輸送→二次性能動輸送 11. ○ 12. ×：単輸送→共輸送 13. ×：含まれる→含まれない 14. ×：促通拡散→単純拡散 15. ○

2. 細胞膜の物質輸送

★★ 過去国試問題 ★★

①細胞膜の機能でないのはどれか（2013 年）
　1. ホルモンの情報受容　2. 電子伝達系
　3. ナトリウムポンプ　　4. 脂質の拡散

②体液でK$^+$濃度がNa$^+$濃度より高いのはどれか（2011 年）
　1. 細胞内液　　　　　　2. 血液
　3. 組織液　　　　　　　4. 体腔液

③細胞内に含まれる陽イオンで最も濃度が高いのはどれか（2009 年）
　1. ナトリウム　　　　　2. カリウム
　3. カルシウム　　　　　4. マグネシウム

④ナトリウムポンプについて正しいのはどれか2つ選べ（2008 年）
　1. Naイオンを細胞内から細胞外へ運ぶ
　2. Kイオンを細胞内から細胞外へ運ぶ
　3. Naイオンを細胞外から細胞内へ運ぶ
　4. Kイオンを細胞外から細胞内へ運ぶ

⑤エネルギー源としてATPを必要とするのはどれか（2007 年）
　1. 拡散　　　　　　　　2. 浸透
　3. ろ過　　　　　　　　4. 能動輸送

⑥ATPを必要とするのはどれか（2005 年）
　1. 単純拡散　　　　　　2. 促通拡散
　3. 能動輸送　　　　　　4. 受動輸送

⑦受容体が細胞内にあるホルモンはどれか（2001 年）
　1. ペプチドホルモン　　2. 蛋白ホルモン
　3. ステロイドホルモン　4. カテコールアミン

〈解答〉
①2，②1，③2，④1, 4，⑤4，⑥3，⑦3

3 細胞の興奮

```
━━━━ □□□□ POINT
➤ 細胞膜による選択的透過性    ➤ 細胞膜における電位差
➤ 細胞内外のイオン特性      ➤ 活動電位の発生
```

Ⅰ. 細胞膜の構成

★細胞の興奮を細胞膜における電気的現象として理解
1. 細胞膜はリン脂質二重層膜と機能性タンパクで構成
2. 細胞膜の選択的透過性によって物質が移動
    リン脂質二重層膜⇒脂溶性物質
    機能性タンパク
        チャネル⇒受動輸送（水，イオンなど）
        キャリア⇒受動輸送（大分子）
        ポンプ⇒能動輸送（水，イオンなど）
        膜輸送（サイトーシス）⇒飲・食作用
3. 物質輸送により細胞内外のイオン濃度勾配が発生
4. 細胞内外のイオン濃度勾配によって電位差が発生〈静止膜電位〉
5. 細胞外：Na^+，Cl^-
   細胞内：K^+，Mg^{2+}

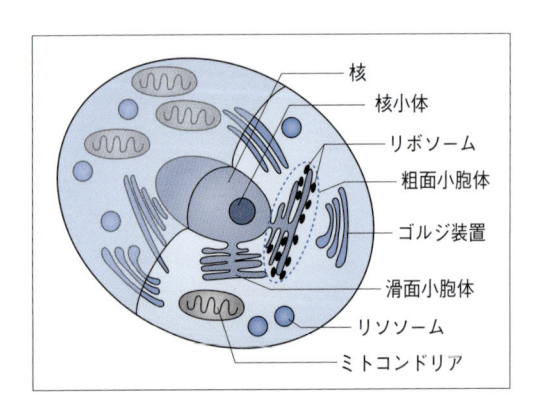

図：細胞の構造（核，核小体，リボソーム，粗面小胞体，ゴルジ装置，滑面小胞体，リソソーム，ミトコンドリア）

3. 細胞の興奮

コラム　細胞膜に発生する電気

　細胞膜はリン脂質二重層膜と機能性タンパクによって構成され，そこで"選択的透過性"の特性を使い，物質交換などを行っています．このシステムによって，イオン（電解質）も細胞内外で濃度差がつくり出されています．特にナトリウムイオン（Na^+）や塩素イオン（Cl^-）は細胞外に多く，カリウムイオン（K^+）やマグネシウムイオン（Mg^{2+}）は細胞内に多いです．ナトリウムイオンとカリウムイオンの濃度差は重要で，必須問題で出題されているので，絶対に覚えておきましょう．覚え方は簡単です．試験で困った時は細胞外液を舐めてみましょう．そう，自分の皮膚の表面は細胞外ですよね．試験中に焦った時の汗はしょっぱい．塩味です（本当は細胞外液ではないけど）．

　細胞外液中で最も豊富なナトリウムイオンは細胞内外の濃度差をつくることで，細胞膜に電位差を発生させます．一定で安定した電位を"静止膜電位"と呼びます．静止膜電位は陽イオンであるナトリウムイオンが多い細胞外でプラス，ナトリウムイオンの少ない細胞内でマイナスとなります．

　膜電位を発生する条件は重要です．条件は細胞膜とその内外のイオン濃度差です．もしも，細胞の外に髄鞘のような絶縁体が形成されると，そこには電位差，すなわち膜電位は発生しなくなります．

⚠️ **キーワード・チェック**

- ☐ 細胞膜
- ☐ イオン
- ☐ 細胞内液
- ☐ 細胞外液
- ☐ イオンポンプ
- ☐ ナトリウムイオン
- ☐ カリウムイオン

II. 細胞の興奮

1. 興奮性細胞：筋線維（細胞），神経細胞，内分泌細胞など
2. 非興奮時の膜電位は，安定的（静止膜電位）
3. 細胞膜表面に有効な刺激〈物理的・化学的刺激など〉
   有効な刺激⇒閾値を超える刺激（閾上刺激）⇒活動電位
   閾下刺激⇒静止膜電位
4. 閾上刺激によりチャネルが開く〈Na^+：陽イオンが細胞内へ流入〉
5. Na^+ が細胞内に流入することで脱分極
   （脱分極⇒膜電位がプラス側へ変化）
6. 膜電位がプラスとなり，オーバーシュート（極性逆転）
7. チャネルが閉鎖，イオンバランスが元の状態に戻る（再分極）
   〈ポンプの働きで Na^+ が細胞外へ輸送〉⇒静止膜電位
8. 活動電位は脱分極，オーバーシュート，再分極の一連の過程
9. テトロドトキシン（ふぐ毒）はナトリウムチャネルを阻害
   〈活動電位の発生阻害〉

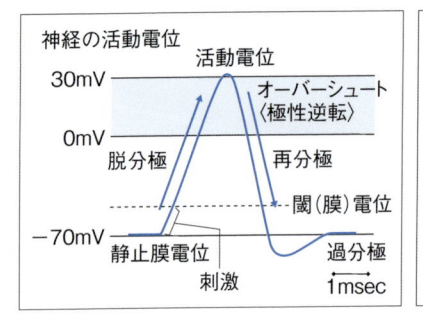

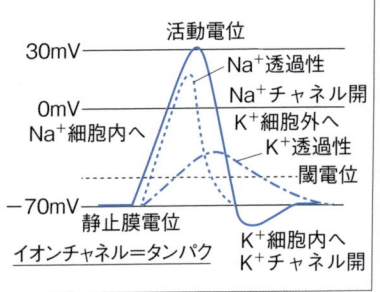

3. 細胞の興奮

コラム：細胞でも興奮します

　静止膜電位は，主にナトリウムイオンの細胞内外濃度差で発生します．この濃度差は細胞膜における"選択的透過性"によってつくられます．細胞の興奮は，静止膜電位に変化が生じることで発生します．

　興奮を発生させるきっかけは，"刺激"です．細胞に触れた物理的刺激，電気的，化学的など，様々な刺激に対して，同じメカニズムで興奮が発生します．刺激がある閾値を上回れば，興奮が発生し，閾値以下であれば，興奮しません．この明確な違いを，全か無かの法則と呼びます．

　閾値を超える閾上刺激が入力されると，ナトリウムチャネルが開きます．すると，ナトリウムイオンは細胞外から細胞内へと濃度勾配に従って流入してきます．ナトリウムイオンは陽イオン（プラス）ですので，マイナスだった細胞内にプラスが大量に入ってきます．細胞膜の内側の電位がプラスに変化してきます．この状態を"脱分極"と呼び，興奮が生じた瞬間です．完全に電位がプラスとなり，極性逆転（オーバーシュート）が生じ，ナトリウムチャネルが閉鎖されます．

　次に，ナトリウムポンプの活動により，ナトリウムイオンが細胞外へと送り出され再分極が起こり，再び静止膜電位に戻ります．

　細胞の種類によっては，ナトリウム以外の大きな移動も生じ，特に神経細胞では，他のイオンの影響で，再分極後に過分極する細胞もあります．

⚠ キーワード・チェック

- ☐ 興奮　　☐ 膜電位　　☐ 閾上刺激
- ☐ 脱分極　☐ オーバーシュート　☐ 再分極
- ☐ 活動電位

練習問題〈正誤問題〉

誤問題は誤っている部位に下線をひき，正しい文章に直しなさい

- ☐ 1. 細胞膜はリン脂質二重層膜と脂肪で構成される
- ☐ 2. 細胞の物質交換は，全て細胞膜を介する
- ☐ 3. リン脂質二重層膜は，水溶性の物質は透過しやすい
- ☐ 4. Na^+は細胞外濃度が細胞内よりも高い
- ☐ 5. ポンプは脂質でつくられている
- ☐ 6. チャネル，トランスポーターは機能性タンパクと呼ばれる
- ☐ 7. 神経細胞や内分泌細胞は興奮性細胞と呼ばれる
- ☐ 8. 非興奮時，細胞膜内側の膜電位はプラスである
- ☐ 9. 過分極時は，Na^+チャネルが開いて細胞内のNa^+濃度が上昇している
- ☐ 10. 閾上刺激が入力されると局所電流が生じ，閾下刺激では発生しないことを全か無かの法則と呼ぶ
- ☐ 11. Na^+やCa^{2+}は細胞外に豊富に含まれる
- ☐ 12. 細胞膜内外のイオン濃度差が非興奮時の活動電位を発生する
- ☐ 13. Na^+が細胞内に流入するのは閾下刺激の時である
- ☐ 14. 活動電位における最初の電気的な変化は脱分極である
- ☐ 15. ナトリウムチャネルを阻害すると活動電位は発生しやすい

〈解答〉
1. ×：脂肪→機能性タンパク 2. ○ 3. ×：水溶性→脂溶性 4. ○ 5. ×：脂質→たんぱく質 6. ○ 7. ○ 8. ×：プラス→マイナス 9. ×：過分極→脱分極 10. ×：局所電流→脱分極（活動電位） 11. ○ 12. ×：活動電位→静止膜電位 13. ×：閾下刺激→閾上刺激 14. ○ 15. ×：発生しやすい→発生しない

3. 細胞の興奮

★★ 過去国試問題 ★★

①体液で K^+ 濃度が Na^+ 濃度より高いのはどれか（2011年）
 1. 細胞内液　　2. 血液
 3. 組織液　　　4. 体腔液

②神経細胞の活動電位発生に最も深く関わっているのはどれか（2005年）
 1. Na^+ チャネル　　2. K^+ チャネル
 3. Ca^{2+} チャネル　　4. Cl^- チャネル

③細胞内に最も高濃度に存在する陽イオンはどれか（2001年）
 1. カリウム　　　2. ナトリウム
 3. マグネシウム　4. カルシウム

④静止膜電位の発生に必要でないのはどれか（2000年）
 1. ナトリウムポンプ
 2. 膜の選択的イオン透過性
 3. ナトリウムイオンチャネルの開放
 4. 膜内外のカリウムイオン濃度差

⑤静止膜電位について誤っているのはどれか（1999年）
 1. 負の電位である
 2. カリウム平衡電位に近い
 3. 細胞外液のカリウム濃度減少によって0に近づく
 4. ナトリウムポンプの停止によって0に近づく

〈解答〉
① 1，② 1，③ 1，④ 3，⑤ 3

4 興奮の伝導：神経

```
□□□□ POINT
```
➤ 神経による電気的興奮伝導と化学的興奮伝達
➤ 局所電流による神経細胞の興奮伝達
➤ 化学伝達物質による神経細胞間の興奮伝達

Ⅰ. 電気的な興奮伝導：軸索

★神経は軸索を介して興奮を長距離伝導することが可能

1. ニューロンは，樹状突起，神経細胞体，軸索（神経突起）で構成
2. 有髄神経は軸索の周囲を髄鞘（ミエリン鞘）が覆う
   髄鞘形成細胞⇒中枢神経（グリア細胞），末梢神経（シュワン細胞）
3. 細胞の興奮は活動電位としてとらえることができる
4. 細胞膜の一部に発生した興奮は，細胞膜の周囲に伝導する
5. 興奮部の細胞内電位はプラス，非興奮部はマイナス
   プラスからマイナスへ電流が流れる⇒局所電流
6. 非興奮部は，興奮部からの〈局所電流〉により刺激され，脱分極
7. 興奮部は，再分極すると同時に不応期を持つ
8. 興奮部から非興奮部への局所電流により次々と興奮が周囲に伝導
9. 有髄神経線維は，ランビエ絞輪部のみの跳躍伝導
   髄鞘部は細胞内外のイオン濃度差がない⇒電位差がない
   ランビエ絞輪部ではイオン濃度差が存在⇒電位差がある

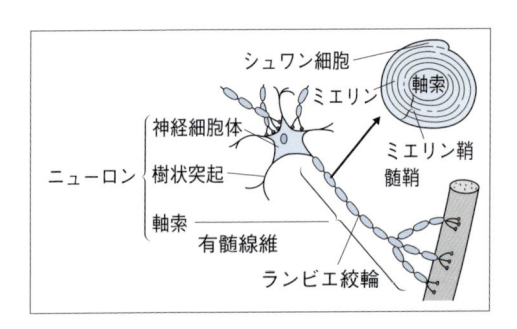

興奮伝導の3原則

1. 両側性伝導
2. 絶縁性伝導
3. 不減衰伝導
   ＋跳躍伝導（有髄）

4. 興奮の伝導：神経

コラム：神経と電線は同じ？

　神経は興奮をどのようにして伝導するのでしょう．教科書で勉強すると，有髄神経の伝導速度は速く，その理由は跳躍伝導と学ぶはずです．本来のメカニズムを簡単に理解します．

　神経は"刺激"に対して興奮，すなわち，脱分極を発生しました．"興奮"している場所では，細胞の外から中へとプラスのイオンであるナトリウムイオンが流入し，一時的に膜の電位が逆（外マイナス，内プラス）となりました．細胞内を考えると，興奮部ではプラス，その周囲の非興奮部ではマイナスとなります．電流はプラスからマイナスへと流れます．この電流を局所電流と呼び，非興奮部への"刺激"となります．隣接する非興奮部では局所電流による刺激が入力され，興奮を発生します．興奮部から非興奮部へと局所電流が流れ，興奮が伝導されることになります．無髄神経線維は延々と興奮を伝えるために，"遅い"速度で興奮が伝導されます．

　有髄神経線維と跳躍伝導の関係も簡単です．膜電位の発生には細胞内外のイオン濃度差が欠かせません．軸索の細胞膜周囲に髄鞘が形成されるとイオン濃度差が存在しなくなり，膜電位がなくなります．神経細胞体など髄鞘を欠く部分では無髄神経線維と同じように興奮を伝導させますが，髄鞘部では局所電流が離れたマイナスの場所（ランビエ絞輪部）にまで一気に流れます．これが跳躍伝導の正体なのです．

⚠ キーワード・チェック

- ☐ ニューロン　☐ 軸索　☐ 樹状突起　☐ 神経細胞体
- ☐ 髄鞘　☐ 局所電流　☐ 跳躍伝導　☐ シナプス

Ⅱ. 化学的な興奮伝導：シナプス

★神経はシナプスを介する興奮伝達

1. 神経終末部に達した興奮は，シナプスを介して次の細胞へ伝達
2. シナプスはニューロン間や効果器との間の興奮伝達部
   ニューロンからニューロン⇒シナプス
   ニューロンから筋⇒神経筋接合部
3. シナプスの構成：
   シナプス前ニューロン，シナプス間隙，シナプス後ニューロン
4. 神経伝達物質：シナプス小頭のシナプス小胞内に存在
5. 神経伝達物質の放出：シナプス間隙
   〔電気的伝導（軸索）から化学的伝達（化学物質）〕
6. 神経伝達物質が，シナプス後膜の受容体に結合
7. シナプス後膜が脱分極し，興奮が発生，伝導
8. 伝導速度は，電気的（電気）よりも化学的（化学物質）の方が遅い
   〈シナプス遅延〉

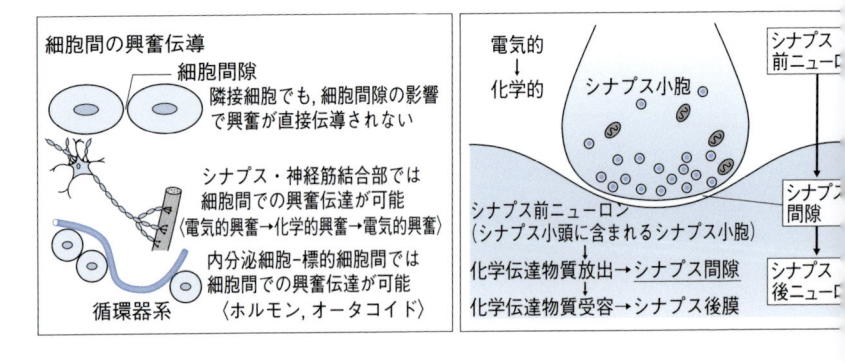

細胞間の興奮伝導
細胞間隙
隣接細胞でも，細胞間隙の影響で興奮が直接伝導されない

シナプス・神経筋結合部では細胞間での興奮伝達が可能
〈電気的興奮→化学的興奮→電気的興奮〉

内分泌細胞−標的細胞間では細胞間での興奮伝達が可能
循環器系　〈ホルモン，オータコイド〉

電気的
化学的
シナプス小胞

シナプス前ニューロン
（シナプス小頭に含まれるシナプス小胞）
化学伝達物質放出→シナプス間隙
化学伝達物質受容→シナプス後膜

シナプス前ニューロン
シナプス間隙
シナプス後ニューロン

4. 興奮の伝導：神経

コラム　乗り換えはシナプスで

1つの細胞における神経の興奮と伝導は，細胞膜とイオンが主役でしたが，複数の細胞間で興奮を伝達するにはいくつかの方法があります．

細胞間には細胞間隙や細胞間結合がありますが，細胞間で直接興奮を伝達できるのは"ギャップジャンクション"だけです．心臓の介在板や腸管などに存在します．興奮が発生すると神経なしに興奮を伝導・伝達させることが可能です．

ギャップジャンクション以外の興奮伝達には"化学物質"を使います．内分泌系では"ホルモン"，神経系では"神経伝達物質"と呼ばれます．しかし両者とも同じ，興奮を伝達する物質に過ぎません．

ニューロン間ではシナプスを構成し，興奮を伝達します．シナプスではボール（神経伝達物質）を投げる側と受ける側にニューロンがあります．投げる側のニューロンはシナプス前ニューロン，受ける側がシナプス後ニューロン，その間がシナプス間隙となり，この3つがシナプスを形成します．

シナプス前ニューロンの神経終末部はシナプス小頭と呼ばれ膨らみがあり，ここに神経伝達物質が蓄えられています．

神経線維を伝導してきた興奮が神経終末まで達すると，シナプス小頭のカルシウムイオンチャネルが開き，カルシウムイオンが細胞内へ流入します．これがきっかけとなり，神経伝達物質がシナプス間隙に放出されます．

とても狭いシナプス間隙に放出された神経伝達物質はすぐにシナプス後ニューロンの細胞膜上にある受容体に結合し，ここの細胞膜を脱分極させることで興奮を伝達しています．

⚠ キーワード・チェック
- [ ] ニューロン
- [ ] 軸索伝導
- [ ] 興奮伝導原則
- [ ] 電気的伝導
- [ ] 化学的伝達
- [ ] シナプス
- [ ] 化学伝達物質
- [ ] 受容体

練習問題〈正誤問題〉

誤問題は誤っている部位に下線をひき，正しい文章に直しなさい

- [ ] 1. ニューロンは樹状突起と軸索で構成される
- [ ] 2. 末梢神経の神経膠細胞はグリア細胞である
- [ ] 3. 活動電位を生じた後は不応期となり，刺激に興奮しない時間が生じる（絶対不応期）
- [ ] 4. ニューロンに生じた興奮は，非興奮部に局所電流を流して興奮を伝導する
- [ ] 5. 軸索に生じた興奮は一方向に伝導する
- [ ] 6. 近接した軸索と軸索の間では興奮が移行する
- [ ] 7. ニューロン間のシナプスでは，電気的伝導が化学的伝達として興奮が伝わる
- [ ] 8. シナプスの受容体は，シナプス前ニューロンの膜表面にある
- [ ] 9. 神経線維とシナプスの伝導・伝達速度を比べると，シナプスのほうが速い
- [ ] 10. 有髄神経線維は，電気的興奮が髄鞘で生じるのでこれを跳躍伝導と呼ぶ
- [ ] 11. 神経膠細胞は神経組織に分類される
- [ ] 12. 樹状突起は興奮を出力する役割を担っている
- [ ] 13. 髄鞘はニューロン全体を被う
- [ ] 14. シナプスにおける興奮伝達は一方向である
- [ ] 15. シナプスにおける伝達は，有髄神経の伝導時間よりも遅い

〈解答〉
1. ×：樹状突起と軸索→樹状突起と軸索と神経細胞体 2. ×：グリア細胞→シュワン細胞 3. ○ 4. ○ 5. ×：一方向に伝導→両側性に伝導 6. ×：移行する→移行しない（絶縁性伝導） 7. ○ 8. ×：前→後 9. ×：速い→遅い（シナプス遅延） 10. ×：髄鞘→ランビエ絞輪 11. ×：神経組織→支持・結合組織 12. ×：出力→入力 13. ×：ニューロン全体→軸索 14. ○ 15. ○

4. 興奮の伝導：神経

★★ 過去国試問題 ★★

①シナプス伝導で誤っているのはどれか（2012年）
1. グルタミン酸は興奮性伝達物質として働く
2. 化学伝達物質はシナプス間隙に放出される
3. シナプス伝達は双方向性に起こる
4. シナプス伝達では時間的に遅れが生じる

②神経終末に含まれるのはどれか（2011年）
1. 髄鞘
2. 粗面小胞体
3. ゴルジ装置
4. シナプス小胞

③有髄神経線維の興奮伝導で誤っているのはどれか（2010年）
1. 跳躍伝導
2. 不減衰伝導
3. 絶縁性伝導
4. 一方向性伝導

④受容体に結合して骨格筋に活動電位を発生させるのはどれか（2006年）
1. アセチルコリン
2. ノルアドレナリン
3. クラーレ
4. セロトニン

⑤神経細胞の活動電位を図で示す（2003年）
（a）の時期に透過性が増大するのはどれか
1. Na^+
2. K^+
3. Ca^{2+}
4. Mg^{2+}

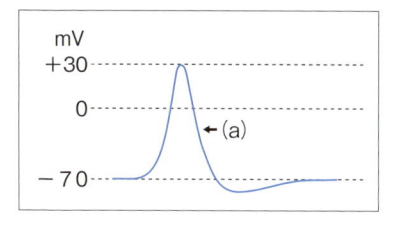

〈解答〉
① 3，② 4，③ 4，④ 1，⑤ 2

5 神経線維の特性

□□□□ POINT

- シナプスによる神経系ネットワーク
- 神経線維の特徴と伝導速度の違い
- 感覚ニューロン，運動ニューロンの分類

I．神経線維での興奮伝導

★細胞膜の興奮＝神経線維（軸索と神経膠細胞）の興奮伝導
1. 神経終末が出力，入力は樹状突起，神経細胞体，軸索
2. シナプスの種類：興奮性シナプス，抑制性シナプス
   EPSP：興奮性シナプス後電位　IPSP：抑制性シナプス後電位
3. シナプス部における主な化学伝達物質
   中枢：GABA（γ-アミノ酢酸），ドーパミン，セロトニン，グルタミン酸
   　抑制性：GABA
   　興奮性：グルタミン酸 / ドーパミン
   末梢：アセチルコリン，ノルアドレナリン
4. EPSPによる電位の加重によって閾電位を超過（活動電位発生）
   〈1個のシナプス：時間的加重　　複数のシナプス：空間的加重〉
5. シナプス接続の2つのパターン（発散 / 収束）
6. 有髄神経線維での興奮伝導は，ランビエ絞輪部の跳躍伝導
7. 興奮伝導速度は，有髄神経線維で軸索が太いものが最も高速

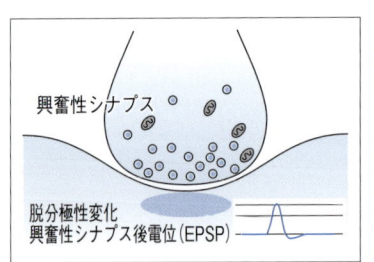

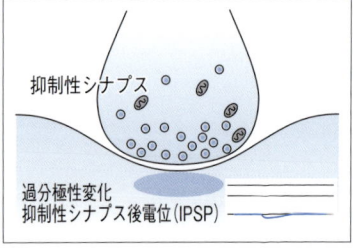

興奮性シナプス
脱分極性変化
興奮性シナプス後電位（EPSP）

抑制性シナプス
過分極性変化
抑制性シナプス後電位（IPSP）

5. 神経線維の特性

興奮の発生も多数決で決まります!?

　無髄神経線維は興奮部から隣接する非興奮部へ局所電流が流れることによって興奮が伝導されます．無髄神経線維は，太い線維ほど伝導速度が速いですが，跳躍伝導を伴う有髄神経には勝てません．有髄神経線維で太いものが最も高速ということになります．

　赤ちゃんなど低年齢で動作が緩やかなのは，神経線維の髄鞘形成が完成していないのも一因です．自己免疫疾患の一つである多発性硬化症は中枢神経の髄鞘が壊される病気です．

　シナプスには2種類あり，シナプス後ニューロンを興奮させるEPSPと抑制するIPSP．役割は簡単で，EPSPはシナプスとして学んだ通り，後ニューロンの膜でプラスのイオンを細胞内に流入させますが，IPSPではマイナスのイオンを細胞内に流入させます．EPSPでは静止膜電位からプラス側へ脱分極しますが，IPSPでは逆にマイナス側へ過分極を引き起こします．

　実際の神経ネットワークでは，1個のニューロンに対し多数のシナプスが接続されているので，EPSPとIPSPが多数決することで，そのニューロンが興奮するか否かを決定していると考えるとよいのかもしれません．

⚠ キーワード・チェック

☐ シナプス　　　　☐ EPSP　☐ IPSP　☐ 加重
☐ 中枢性化学伝達物質　☐ 末梢性化学伝達物質

Ⅱ. 神経線維の種類と特徴

1. 機能的・形態的な特徴で分類される神経線維
   文字分類や数字分類で表記
2. 最も高速な神経線維は，運動（筋）に関わる線維
   〈遠心性：運動神経Aα，Aγ〉〈求心性：筋紡錘Ⅰa・腱紡錘Ⅰb〉
3. 感覚の伝導速度は，筋（腱）紡錘が最も高速
   〈Ia：腱反射（伸張反射）の求心性線維：生態防御的役割〉
4. 皮膚感覚の伝導速度は，触・圧覚（振動覚）が高速
5. 求心性の痛覚は速い痛覚と遅い痛覚に分類
6. 脊髄神経のAα：α運動ニューロンの神経細胞体は脊髄前角
   皮質脊髄路→α運動ニューロン
7. 脊髄神経の求心性ニューロン（末梢）の神経細胞体は脊髄神経節

文字分類

分類	種類	直径 μm	速度 m/sec	役割
Aα	有髄	15	100	求心性（筋，腱） 遠心性（骨格筋）
β	有髄	8	50	求心性（皮膚触覚，圧覚）
γ	有髄	5	20	遠心性（錘内筋：筋紡錘の感度を調節）
δ	有髄	3	15	求心性（皮膚温度覚，痛覚）
B	有髄	>3	7	自律性（交感神経節前線維）
C	無髄	1	1	自律性（交感神経節後線維） 求心性（皮膚痛覚）

数字分類（感覚性ニューロン分類）

種類	直径μm	速度 m/sec	役割
Ⅰ a b	13	75	筋紡錘 腱紡錘
Ⅱ	9	55	触覚，圧覚
Ⅲ	3	11	痛覚，温覚，冷覚
Ⅳ	1	1	痛覚

5. 神経線維の特性

コラム　太いヤツほど速い

　神経線維に伝導速度の違いは，その構成（無髄神経線維/有髄神経線維）や形態（太さ）で理解しましょう．

　神経線維は，伝導速度の違い，神経線維の特性によって分類されていますが，単純に覚えるのはとても困難を感じます．しかし，神経の速度は進化の過程で適応したと考えて強引に理解すると容易になるでしょう．数字分類（Ⅰ，Ⅱ…）も文字分類（A，B，C）も伝導速度の速い順です．

　ヒトの神経線維で最も高速でないといけないのは，運動系の神経でしょう．例えば，弱肉強食の世界，外敵が近づいてきたら，逃げることが欠かせない．だから感覚神経よりも運動神経（Aα，Ⅰa線維）の方が高速と考えると自然でしょう．感覚神経で最速なのも運動系（Ⅰa，Ⅰb）です．

　感覚神経の速度は，熱いヤカンや鍋を触れたことがあれば，容易に理解できます．とても熱いものを触れた時，最初に感じるのは"やばい，触れちゃってる…"という感覚で，以外とスローモーションで感じる"触覚・圧覚"（Ⅱ，Aβ線維）です．遅れて，"痛みと温覚"（Ⅲ，Aδ）を感じ，反射的に回避行動を始めたと思います．その後，不快感を伴うことがあると思います．汗や動機も感じたり．これを引き起こすのが，2番目の遅い"痛覚"（Ⅳ，C線維）．特徴は"遅い"ので，無髄線維ということです．

　自律神経は，節前線維と節後線維の2個のニューロンで構成されます．自律神経の調節は遅い傾向があります．節前線維は有髄線維（B線維）で，節後線維は無髄線維（C線維）です．

⚠ キーワード・チェック

- ☐ 有髄線維　　☐ 無髄線維　　　　☐ α線維
- ☐ Ⅰa群線維　☐ Aβ（Ⅱ群）線維　☐ Aδ（Ⅲ群）線維

練習問題〈正誤問題〉

誤問題は誤っている部位に下線をひき，正しい文章に直しなさい

- [ ] 1. シナプスでの興奮を抑制するのは EPSP である
- [ ] 2. 有髄線維に特徴的な伝導方式は絶縁伝導である
- [ ] 3. 神経線維は電気的興奮伝導，シナプスは化学的興奮伝達である
- [ ] 4. シナプス後ニューロン膜に，EPSP は脱分極，IPSP は再分極の作用がある
- [ ] 5. アセチルコリン，ノルアドレナリンは神経伝達物質である
- [ ] 6. 神経線維の直径は，痛覚の神経よりも，運動神経の方が細い
- [ ] 7. 無髄線維と比べ，有髄線維は伝導速度が高速である
- [ ] 8. 痛覚は2種類あり，速い痛覚は A β 線維である
- [ ] 9. 痛覚は，触−圧感覚の伝導速度よりも速い
- [ ] 10. 末梢の感覚ニューロンの神経細胞体は脊髄後角に存在する
- [ ] 11. GABA は中枢における興奮性伝達物質の1つである
- [ ] 12. 跳躍伝導は，有髄神経線維だけに発生する
- [ ] 13. 最速の求心性神経は痛覚の神経線維である
- [ ] 14. 脊髄神経の1次求心性ニューロンの細胞体は脊髄後角に存在する
- [ ] 15. α 運動ニューロンの細胞体は脊髄側角にある

〈解答〉
1. ×：EPSP → IPSP 2. ×：絶縁伝導→跳躍伝導 3. ○ 4. ×：再分極→過分極 5. ○ 6. ×：細い→太い 7. ○ 8. ×：A β 線維→A δ 線維 9. ×：速い→遅い 10. ×：脊髄後角→脊髄神経節 11. ×：興奮性→抑制性 12. ○ 13. ×：痛覚→筋・腱紡錘 14. ×：脊髄後角→脊髄神経節 15. ×：側角→前角

5. 神経線維の特性

★★ 過去国試問題 ★★

①伝導速度が最も速いのはどれか（2013年）
1. 痛覚の求心性線維
2. 筋紡錘の求心性線維
3. 温覚の求心性線維
4. 触覚の求心性線維

②太い有髄神経線維に比較して細い有髄神経線維にあてはまるのはどれか（2011年）
1. 局所麻酔が速く効く
2. 興奮の伝導速度が速い
3. 圧迫により麻痺を起こしやすい
4. 電気刺激による興奮の閾値が低い

③正しいのはどれか（2011年）
1. 錘内筋線維はα運動ニューロンの支配を受ける
2. 錘外筋線維はγ運動ニューロンの支配を受ける
3. 錘内筋線維の中央部にＩa群線維が終末する
4. 錘外筋線維の中央部にⅡ群線維が終末する

④正しいのはどれか（2008年）
1. γ運動ニューロンは筋紡錘の感度を調節しない
2. Ⅱ群の感覚線維は筋紡錘の伸長に反応する
3. Ｉa群の感覚線維は筋紡錘の伸長に反応しない
4. 屈筋と伸筋の伸張反射は互いに抑制しない

⑤活動電位の伝導が最も速いのはどれか（2007年）
1. 直径15μmの無髄神経線維
2. 直径15μmの有髄神経線維
3. 直径5μmの無髄神経線維
4. 直径5μmの有髄神経線維

⑥運動神経細胞が分布するのはどれか（2006年）
1. 脊髄前角
2. 脊髄後角
3. 脊髄神経節
4. 交感神経節

〈解答〉
①2，②1，③3，④2，⑤2，⑥1

6 筋収縮メカニズム

□□□□ POINT

➤ 身体運動は筋収縮により発揮
➤ 筋収縮のエネルギー源は ATP
➤ 筋収縮は筋線維（筋細胞）の興奮で発生
➤ 一連の筋収縮過程は興奮－収縮連関

Ⅰ．神経筋接合部

★骨格筋の筋収縮には，筋線維（細胞）の細胞膜の興奮が必要不可欠

1. 脊髄前角の運動神経細胞体（α運動ニューロン）が興奮
2. α運動ニューロンの興奮が軸索（有髄神経線維）を伝導
3. 脊髄前根から末梢神経（運動神経）を通り神経終末へ
4. 神経終末と筋細胞膜（筋鞘），細胞間隙がシナプスを形成
   〈シナプス⇒神経筋接合部〉
5. 神経終末からアセチルコリン（神経伝達物質）が細胞間隙に放出
6. アセチルコリンが運動終板に受容
7. 終板膜（筋の細胞膜）で脱分極，活動電位〈終板電位〉が発生
8. 興奮が筋細胞膜（筋鞘）全体へ波及

アセチルコリンはコリンエステラーゼによりコリンと酢酸に分解．
クラーレと呼ばれる化学物質は，アセチルコリンの受容を阻害．
　抗アセチルコリン作用：筋収縮不能＝筋の麻痺

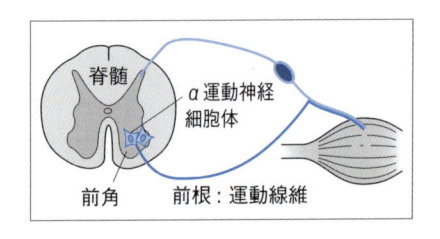

脊髄　α運動神経細胞体
前角　前根：運動線維

6. 筋収縮メカニズム

コラム　マッチョのなぞ

　筋収縮を引き起こすには，運動神経の興奮が筋線維（筋細胞）に伝わらなくてはなりません．神経と他の細胞の間で行われる興奮の伝達にはシナプスが形成され，神経と筋の間のシナプスのことを神経筋接合部と呼びます．

　神経筋接合部を構成する3つのキーワードは，神経終末【軸索末端】，シナプス間隙，終板膜【筋線維の細胞膜（筋鞘）】です．

　興奮（インパルス）が神経終末に達すると，カルシウムイオンチャネルが開き，これがきっかけとなりシナプス間隙に伝達物質であるアセチルコリンが放出され拡散します．終板膜にはアセチルコリンのレセプターがあり，アセチルコリンが受容されると，終板電位が発生し，筋線維の細胞膜を興奮させ，筋線維の細胞膜で特殊な構造である横行小管(T管系)も興奮します．

　アセチルコリンは受容されるとすぐにアセチルコリン分解酵素によってコリンと酢酸に分解されます．リガンドとレセプターの関係で筋線維が興奮するので，もしもアセチルコリンが分解しないと筋では痙攣（筋収縮），瞳孔は縮瞳（副交感神経）などが起こり，逆にアセチルコリンが受容できないと筋収縮ができず，筋弛緩したままになります．

⚠️ キーワード・チェック

- ☐ 脊髄前角
- ☐ Aα線維（α運動ニューロン）
- ☐ 神経筋接合部
- ☐ アセチルコリン
- ☐ 運動終板

Ⅱ. 興奮−収縮連関

★筋線維の興奮伝導,収縮メカニズム
1. 筋細胞膜（筋鞘）の興奮が横行小管（T管系）に伝導
2. 横行小管は筋小胞体と連絡があり,筋小胞体が興奮
   筋小胞体（小胞体：細胞小器官）
3. 筋小胞体からカルシウムイオン Ca^{2+} が筋線維内へ放出
4. アクチンフィラメントとミオシンフィラメントの架橋が形成
   （フィラメントの結合：クロスブリッジ）
5. ATP 分解によるエネルギーにより筋収縮
   〔ミオシンヘッド（架橋）の運動〕
6. 筋収縮後,カルシウムイオンは筋小胞体に取り込まれる
   （ポンプ：能動輸送＝筋収縮時,筋弛緩時での ATP 使用）

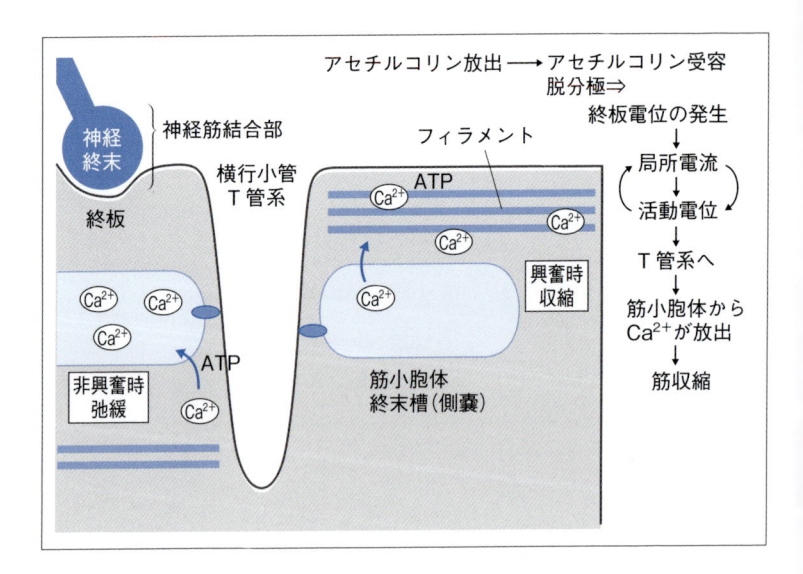

6. 筋収縮メカニズム

コラム　マッチョの秘密

横行小管が興奮すると，筋収縮が引き起こされます．

筋線維の細胞膜の特殊な部分，横行小管に接した細胞内にはカルシウムイオンを多く含んだ，筋小胞体の発達した部分があり，筋小胞体が興奮することで，カルシウムイオンを筋線維内に放出します．

カルシウムイオンは，筋原線維であるアクチンフィラメントとミオシンフィラメントを連結させるように架橋（クロスブリッジ）を形成します．続いて，ATPの分解によってエネルギーが放出され，このエネルギーを用いて架橋が可動することでアクチンフィラメントが移動し，筋収縮が引き起こされます．

筋弛緩時は，カルシウムイオンが筋小胞体に取り込まれます．小胞体の膜（形質膜）上にあるカルシウムイオンポンプが主役となります．ポンプは，濃度勾配に逆行する物質輸送ですので，エネルギーを必要とします．すなわち，筋の弛緩時においてもエネルギーを消費することになります．

余談ですが，カルシウムイオンはとても重要なイオンで，特に試験においては，"筋収縮"，"神経伝達物質の放出"，"血液凝固" など幅広い役割を持っています．

⚠️ キーワード・チェック

- ☐ 筋線維/筋原線維　　☐ 横行小管　　　☐ 筋小胞体
- ☐ カルシウムイオン　　☐ 興奮－収縮連関

練習問題〈正誤問題〉

誤問題は誤っている部位に下線をひき，正しい文章に直しなさい

- □ 1. 脊髄前角には交感神経の神経細胞体が存在する
- □ 2. 脊髄後角には末梢の求心性ニューロンの神経細胞体が存在する
- □ 3. 神経筋接合部での化学伝達物質はノルアドレナリンである
- □ 4. クラーレは，運動終板膜の受容器に結合し，筋を不活化する
- □ 5. アセチルコリンは，酵素でコリンと塩酸に分解される
- □ 6. 横行小管の興奮は，筋小胞体を興奮させる
- □ 7. 筋小胞体が興奮すると，細胞間隙にカルシウムイオンが放出される
- □ 8. Ca^{2+}はアクチンフィラメントとミオシンフィラメントの架橋を阻害する
- □ 9. 筋の弛緩時は，2つのフィラメントは架橋を形成する
- □ 10. 筋の弛緩時は，筋線維内でのATP消費はない
- □ 11. $α$運動ニューロンは有髄線維である
- □ 12. 神経筋接合部で，アセチルコリンが受容されると終板電位が発生する
- □ 13. 筋弛緩時，筋小胞体ではCa^{2+}チャネルが開く
- □ 14. 筋小胞体の膜は細胞膜と同じ形質膜で構成される
- □ 15. クロスブリッジの形成は，筋弛緩の一部である

〈解答〉
1. ×：前角→側角 2. ×：脊髄後角→脊髄神経節 3. ×：ノルアドレナリン→アセチルコリン 4. ○ 5. ×：塩酸→酢酸 6. ○ 7. ×：細胞間隙→筋細胞質 8. ×：阻害→形成 9. ×：形成する→形成しない 10. ×：ない→ある 11. ○ 12. ○ 13. ×：Ca^{2+}チャネルが開く→Ca^{2+}ポンプが働く 14. ○ 15. ×：筋弛緩→筋収縮

6. 筋収縮メカニズム

★★ 過去国試問題 ★★

① カルシウムの生理作用で誤っているのはどれか（2013年）
1. 筋肉収縮
2. 止血促進
3. 脱分極の発生
4. 浸透圧維持

② ⅡB型筋と比べてⅠ型筋で正しいのはどれか（2011年）
1. 収縮速度が速い
2. 疲労しやすい
3. グリコーゲン含量が多い
4. ミオグロビン含量が多い

③ 骨格筋の遅筋に比較して速筋にあてはまるのはどれか（2011年）
1. 筋線維が細い
2. 収縮力が弱い
3. 色が赤い
4. 疲労しやすい

④ 骨格筋で誤っているのはどれか（2010年）
1. 自動性がある
2. 随意筋である
3. 横紋筋である
4. 体性神経系の支配を受ける

⑤ 速筋と比べて遅筋の特徴はどれか（2008年）
1. 筋線維は細い
2. 色は白い
3. ミトコンドリアは少ない
4. ATPの供給源は解糖系

⑥ 骨格筋の興奮収縮連関について誤っているのはどれか（2007年）
1. 運動神経からのアセチルコリンによって筋細胞が興奮する
2. 筋細胞膜の興奮が横行小管によって内部に伝えられる
3. 筋細胞の筋小胞体は興奮によってCaイオンを放出する
4. Caイオンがアクチンに結合すると筋収縮が起こる

⑦ 骨格筋の収縮を引き起こす際，筋小胞体から放出されるのはどれか（2007年）
1. Naイオン
2. Caイオン
3. Kイオン
4. Clイオン

〈解答〉
①4，②4，③4，④1，⑤2，⑥4，⑦2

7 末梢神経系

```
━━━━━ POINT
➤ 神経系は，中枢神経系と末梢神経系に分類
➤ 神経の種類は，遠心性神経（運動）と求心性神経（感覚）に分類
```

Ⅰ．末梢神経系：脳神経

★脳神経の分類（12 脳神経）と，その主な特徴，構成

1. 嗅神経Ⅰ：嗅覚　※特殊感覚
2. 視神経Ⅱ：視覚　※特殊感覚
3. 動眼神経Ⅲ：外眼筋〈上眼瞼挙筋，上直筋，下直筋，内側直筋〉
   　　　　　　副交感神経〈瞳孔括約筋〉　※運動，副交感
4. 滑車神経Ⅳ：外眼筋〈上斜筋〉　※運動
5. 三叉神経Ⅴ：V₁ 眼神経（※感覚）　V₂ 上顎神経（※感覚）
   　　　　　　V₃ 下顎神経（舌知覚，咀嚼筋　※混合性）
6. 外転神経Ⅵ：外眼筋〈外側直筋〉　※運動
7. 顔面神経Ⅶ：表情筋，涙腺，唾液腺（顎下・舌下腺），舌前 2/3 味覚
   　　　　　　※特殊感覚，混合，副交感
8. 内耳神経Ⅷ：聴覚（蝸牛神経），平衡覚（前庭神経）※特殊感覚
9. 舌咽神経Ⅸ：舌後 1/3 味覚，血圧，血ガス，咽頭知覚，運動，
   　　　　　　耳下腺分泌　※特殊感覚，混合，副交感
10. 迷走神経Ⅹ：喉頭蓋味覚，血圧，血ガス，咽頭－気管・食道など
    　　　　　 の知覚・運動，胸腹部の副交感　※混合，副交感
11. 副神経ⅩⅠ：胸鎖乳突筋，僧帽筋　※運動
12. 舌下神経ⅩⅡ：舌筋　※運動

♪褒められない覚え方♪
かいでみる，うごくくるまのさんのそと，
　嗅　視　　動眼　滑車　三叉　外転
がんない，ぜつめい，ふくぜっか
　顔面　内耳　舌咽　迷走　副　舌下

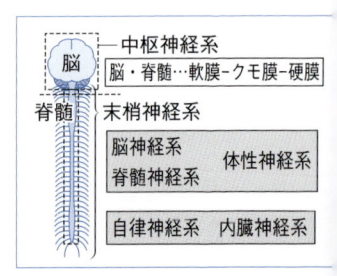

中枢神経系
脳・脊髄…軟膜-クモ膜-硬膜

末梢神経系
脳神経系　脊髄神経系　体性神経系
自律神経系　内臓神経系

7. 末梢神経系

コラム
無神経ってあり得ない

　神経系は，"中枢神経系"と"末梢神経系"に区分されます．様々な分類法に頭を悩ませたと思います．中枢神経系は脳と脊髄，末梢神経系は脳神経と脊髄神経と教科書に書いてあるので，そのまま暗記することが多いです．中枢神経系は，硬膜-クモ膜-軟膜で構成される髄膜に覆われた部分で，末梢神経系は髄膜を通過した部分です．また，軸索を支持・栄養する神経膠細胞の種類も異なります．中枢神経はグリア細胞，末梢神経はシュワン細胞です．

　クモ膜と軟膜の間をクモ膜下腔と呼び，豊富な髄液が含まれます．中枢神経は髄膜と髄液，頭蓋骨と脊柱に守られている重要な構造です．

　末梢神経系は，これらの防御構造から出てくる神経の束を指し，脳から始まるものを脳神経，脊髄から始まるものを脊髄神経と単純に呼ばれます．

　脳神経は12対，脊髄神経は31対存在しています．脳神経はそれぞれ機能的に，脊髄神経はグループごとに名前が付けられています．

　末梢神経の神経束は"求心性神経：感覚神経"と"遠心性神経：運動神経"が多くの場合混在しています．純遠心性神経や純求心性神経となる神経も存在しています．遠心性ならば，どこの筋を支配しているのか．求心性ではどの感覚なのかを理解しましょう．特に脳神経の場合はとても重要です．

　脳神経は，まずは語呂合わせ的に覚えると思います．名前と同時にできれば，神経線維の種類と特徴．すなわち，遠心/求心の有無を学びましょう．

純感覚性：Ⅰ, Ⅱ, Ⅷ　　純運動性：Ⅳ, Ⅵ, Ⅺ, Ⅻ
副交感性：Ⅲ, Ⅶ, Ⅸ, Ⅹ

⚠️ キーワード・チェック

- ☐ 中枢神経系　☐ 末梢神経系　☐ 脳神経　☐ 遠心性神経
- ☐ 求心性神経　☐ 自律神経　☐ 交感神経　☐ 副交感神経

Ⅱ. 末梢神経系：脊髄神経

★脊髄神経の分類

1. 末梢神経系：体性神経系と自律神経系
   体性神経系：運動神経（遠心性）と感覚神経（求心性）
   自律神経系：交感神経と副交感神経
2. 運動ニューロン：脊髄前角
3. 感覚ニューロン（一次ニューロン）：脊髄神経節
4. 感覚ニューロン（二次ニューロン）：脊髄後角，延髄（一部）
5. 自律神経の神経細胞体：脊髄側角
6. 交感神経：胸髄と上位腰髄（Th1〜L2）
   交感神経は全て脊髄が起始核
7. 副交感神経：仙髄（S2 or 3〜S4）
   副交感神経は脳幹（脳神経Ⅲ，Ⅶ，Ⅸ，Ⅹ）と仙髄が起始核
8. 脊髄神経は全 31 対で構成
   〈頸髄神経 8，胸髄神経 12，腰髄神経 5，仙髄神経 5，尾髄神経 1〉
7. 脊髄の頸部，腰部で膨大部を形成
   〈頸膨大→上肢：腕神経叢，腰膨大→下肢：腰仙骨神経叢〉

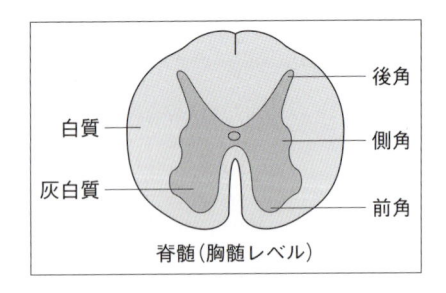

脊髄（胸髄レベル）
白質／灰白質／後角／側角／前角

7. 末梢神経系

コラム：白黒（灰）はっきりした神経

　中枢神経系は"脳と脊髄"．白質と灰白質で構成されています．白く見えるものの正体は有髄神経線維の束で，有髄神経を構成する髄鞘の色です．組織四分類，上皮組織，支持結合組織，神経組織，筋組織のうち，支持結合組織は白いものが多くあります．眼球の白目をつくる強膜や皮下の結合組織，骨などです．

　灰白（グレー）色は神経細胞体が集まった部分で，ニューロンの色は灰白色です．

　中枢神経系の断面を見ると，このような2色になっているので，そこに"何"があるか容易にわかります．

　2色の構造が最も単純なのが脊髄で，表面側が白質，内部が灰白色となっています．表面側には有髄神経線維束が走行しており，内部に神経細胞体が存在するということになります．特に重要なのは"運動神経"，"感覚神経"，"自律神経"の細胞体の場所です．運動神経は前角，感覚神経は後角，自律神経は側角に集まっています．前角や後角は脊髄の全ての高さで確認できますが，側角は胸髄と腰髄上部，仙髄にのみ存在します．側角は自律神経の起始部を指しており，例えば頸髄から自律神経は出ていかないということになります．前角と後角を比べると，後角の方が比較的狭い領域です．これは，全ての感覚が後角を経由（シナプス）するわけでないことを示しています．

⚠ キーワード・チェック

- □ 末梢神経系　□ 体性神経　□ 運動神経　□感覚神経
- □ 神経核（神経細胞体の位置）　□ 頸・腰膨大部

練習問題〈正誤問題〉

誤問題は誤っている部位に下線をひき，正しい文章に直しなさい

- [ ] 1. 特殊感覚の支配神経には，嗅神経，視神経，顔面神経，内耳神経，舌咽神経がある
- [ ] 2. 純感覚性脳神経は，嗅神経だけである
- [ ] 3. 眼球運動を支配する純運動性脳神経は1種類である
- [ ] 4. 眼球の痛みは，視神経が求心性神経となる
- [ ] 5. 唾液分泌に関わる神経は，交感神経と顔面神経，舌咽神経である
- [ ] 6. 舌咽神経の求心性線維が興奮すると，血圧が低下する
- [ ] 7. 胸腹部に広く分布する脳神経は迷走神経だけである
- [ ] 8. 縮瞳させる脳神経は顔面神経である
- [ ] 9. 脳神経には交感神経は含まれないが，副交感神経には含まれる
- [ ] 10. 脊髄神経は31本で構成される
- [ ] 11. 僧帽筋と胸鎖乳突筋を支配しているのは迷走神経である
- [ ] 12. 顔面の痛覚神経は顔面神経である
- [ ] 13. 舌前2/3の味覚は舌咽神経支配である
- [ ] 14. 副交感神経の一部の起始核は仙髄側角にある
- [ ] 15. 脊髄膨大部は胸髄にはない

〈解答〉
1. ○：迷走（喉頭蓋味覚）を含めても良い　2. ×：嗅神経だけ→嗅神経，視神経，内耳神経　3. ×：1種類→2種類（滑車，外転神経）　4. ×：視神経→三叉神経（眼神経）　5. ○　6. ○　7. ○　8. ×：顔面神経→動眼神経　9. ○　10. ×：31本→31対　11. ×：迷走神経→副神経　12. ×：顔面神経→三叉神経　13. ×：舌咽神経→顔面神経　14. ○　15. ○

7. 末梢神経系

★★ 過去国試問題 ★★

①頸動脈小体および頸動脈洞に関わる脳神経はどれか（2013年）
  1. 三叉神経　　2. 顔面神経
  3. 舌咽神経　　4. 副神経

②脊髄で運動神経細胞が存在するのはどれか（2012年）
  1. 前角　　　　2. 側角
  3. 側索　　　　4. 後索

③副交感神経の節前線維が出るのはどれか（2011年）
  1. 頸髄　　　　2. 胸髄
  3. 腰髄　　　　4. 仙髄

④脊髄で交感神経の神経細胞が存在するのはどれか（2010年）
  1. 前角　　　　2. 側角
  3. 後角　　　　4. 前索

⑤誤っているのはどれか（2009年）
  1. 顔面神経は副交感神経線維を含む
  2. 仙骨神経は副交感神経を含む
  3. 交感神経の節前ニューロンは脊髄後角に存在する
  4. 大内臓神経は交感神経節前線維である

⑥副交感神経線維を含まないのはどれか（2007年）
  1. 動眼神経　　2. 三叉神経
  3. 顔面神経　　4. 迷走神経

⑦中脳に神経核が存在するのはどれか（2006年）
  1. 顔面神経　　2. 舌下神経
  3. 動眼神経　　4. 迷走神経

〈解答〉
①3, ②1, ③4, ④2, ⑤3, ⑥2, ⑦3

8 感覚の種類と神経伝導

□□□□ POINT

- 感覚は特殊感覚と一般感覚に分類
- 感覚受容器は感覚の種類によって異なる
- 感覚受容器で発生した興奮は求心性神経によって伝導

I. 特殊感覚

★特殊感覚は各受容細胞から，脳神経で中枢へ伝導

1. 嗅覚： 鼻腔上部の嗅上皮に含まれる嗅細胞で受容
   篩骨篩板を貫通する嗅神経を介し，嗅球に至る
2. 視覚： 眼球最内層にある網膜の視細胞の杆状体・錐状体で受容
   視神経を介し，外側膝状体に至る
3. 味覚： 舌の味蕾の味細胞で受容
   延髄の孤束核に至る　舌前 2/3 ＝Ⅶ，後 1/3 Ⅸ，喉頭蓋＝Ⅹ
4. 聴覚： 内耳の蝸牛にあるコルチ器の有毛細胞で受容
   蝸牛神経を介し，延髄の蝸牛神経核に至る
5. 平衡覚：半規管膨大部稜にある耳石器の有毛細胞で受容
   前庭神経を介し，延髄の前庭神経核に至る

感覚の受容(受容器)

```
感覚       ┌特殊感覚〈脳神経〉    嗅覚＝Ⅰ
〈末梢神経〉│   嗅覚              視覚＝Ⅱ
           │   視覚              味覚＝Ⅶ・Ⅸ・Ⅹ
           │   味覚              聴覚＝Ⅷ
           │   聴覚              平衡覚＝Ⅷ
           │   平衡感覚(加速度)
           └一般感覚
               体性感覚〈体性神経〉
                 皮膚感覚
                 深部感覚
               内臓感覚〈自律神経〉
```

特殊感覚

嗅覚（Ⅰ）	嗅粘膜〈嗅細胞〉
視覚（Ⅱ）	網膜〈杆状体・錐状体〉
味覚（Ⅶ・Ⅸ・Ⅹ）	味蕾〈味蕾細胞〉
聴覚（Ⅷ）	蝸牛〈有毛細胞〉
平衡感覚（加速度）（Ⅷ）	半規管・球形嚢・卵形嚢〈有毛細胞〉

8. 感覚の種類と神経伝導

コラム　味覚について

　感覚は2つに分類されます．特殊感覚と一般感覚です．特殊感覚とは，特殊な感覚受容細胞が存在します．一般感覚は受容細胞がなく，ニューロンそのものが感覚を受容しますが，神経終末部がそのまま終わっていたり（自由神経終末），変形しています（マイスネル小体，パチニ小体など）．

　特殊感覚では，特殊な細胞とその興奮を伝える神経の種類をまとめて理解します．特に，"舌"については特殊感覚と一般感覚が混在しているので注意が必要です．舌の特殊感覚は味覚で，特殊な感覚受容器は味蕾にある味（蕾）細胞で，舌乳頭（茸状乳頭，葉状乳頭，有郭乳頭）などに分布しています．舌の前2/3は顔面神経，舌の後ろ1/3は舌咽神経が味覚を中枢に伝えますが，舌前2/3とは舌を出した時"顔面"の一部分となる領域で，後ろ1/3の部分は舌から咽頭部に存在しているので"舌咽"と覚えるとよいでしょう．

　舌の一般感覚も重要で，普段私たちは，食べ物が口に入った一般的な感覚を感じています．舌の一般感覚は前2/3が三叉神経から分岐した下顎神経，後1/3は味覚と同じ舌咽神経です．特殊感覚と一般感覚が混在するので気をつけましょう．

⚠ キーワード・チェック

- ☐ 特殊感覚　☐ 一般感覚　☐ 感覚受容器　☐ 嗅覚
- ☐ 視覚　　　☐ 味覚　　　☐ 聴覚　　　　☐ 平衡覚

Ⅱ. 一般感覚

★一般感覚は，体性感覚（皮膚感覚 / 深部感覚），内臓感覚に分類
1. 皮膚感覚：触－圧（振動覚），温覚，冷覚，痛覚
2. 深部感覚：関節の位置覚，筋伸張，深部痛覚
3. 内臓感覚：血圧，肺胞圧，血液ガス，血液浸透圧，内臓痛覚など
4. 一般感覚の受容器：自由神経終末や神経終末が変形し被覆
〈特殊な受容細胞を持たない〉
5. 感覚：脊髄神経節に神経細胞体を持つ感覚ニューロンによって
後根から脊髄に入力
6. 触－圧・深部覚：脊髄後索を上行，延髄の後索核〈後索路〉
7. 温痛覚：脊髄後角でシナプス，脊髄前側索を上行〈脊髄視床路〉
8. 内臓感覚：自由神経終末に受容され，無髄求心性線維（C 線維 / Ⅳ）〈自律神経によって伝導〉
9. 受容器の興奮（活動電位）：閾刺激の入力による受容器電位
10. 持続刺激に対し，受容器は順応し活動電位の頻度が減少
    触－圧受容器：相動性受容器（易減少）
    筋紡錘，温痛覚，血圧・ガス受容器：持続性受容器（難減少）

体性感覚（皮膚感覚）

触覚	メルケル触（覚）板，マイスネル小体，ルフィニ小体など〈Aβ線維〉
圧覚	ルフィニ小体，パチニ小体など〈Aβ線維〉
温覚	ルフィニ小体，自由神経終末〈Aδ線維〉
冷覚	自由神経終末〈Aδ線維〉
痛覚	自由神経終末〈Aδ線維，C線維〉

温覚は 10～45℃を受容それ以外は痛覚となる〈全ての感覚は限界を超えると痛覚刺激〉

数字分類（感覚性ニューロン分類）

種類	直径 μm	速度 m/sec		役割
Ⅰ a	13	75	速い	筋紡錘
Ⅰ b				腱紡錘
Ⅱ	9	55		触覚，圧覚
Ⅲ	1	11		痛覚，温覚，冷覚
Ⅳ	1	1	遅い	痛覚

8. 感覚の種類と神経伝導

コラム：絶対に感じる感覚と，たまに感じない感覚

　一般感覚を学ぶ上で最も重要なのは皮膚感覚かもしれません．皮膚感覚は触覚，圧覚，痛覚，温覚，冷覚と5つの感覚として分類されます．一般感覚は感覚神経そのものが刺激を受容しているので，神経の上行性伝導路（感覚神経の通路）とまとめると単純化することができます．皮膚感覚の上行性伝導路を2種として，これに対応する感覚を触圧覚（深部感覚），温痛覚の2つにまとめます．触圧覚と温痛覚では，生活上の特徴が異なります．常に感じる感覚と，感じない場合のある感覚であることに気がついてください．触圧覚はたまに感覚が消えます．皮膚に接している服の感覚やいすに座っているお尻の感覚があっただろうか？一方で，温痛覚は常に感じると思います．

　感じる感覚とは，刺激が大脳皮質の感覚野に伝わっている（投射）状態．温痛覚を受容したところから直接，大脳皮質を興奮させるのではなく，シナプスで連絡しながら大脳皮質へ向かいます．温痛覚は脊髄後根より脊髄の後角に入力し，そこで2つ目のニューロンに情報を伝え，脊髄から視床へ向かう．"視床"は1つのキーワードで，視床に入力された情報はそのまま大脳皮質へ向かうと考えるとよいでしょう．これにより"感じる"ことができます．この経路は"脊髄視床路"と呼び，脊髄発→視床行きという意味です．

　一方，触圧覚は脊髄の後索を形成する"後索路"を上行します．延髄でシナプスして2つ目のニューロンに興奮を伝え，その後"内側毛帯"と呼ばれる通路を通り，視床に到達し，大脳皮質の感覚野を興奮させます．覚え方としては，延髄の後ろには小脳があり，これら触圧覚の情報は平衡覚の情報として利用することもできるので，"後ろ"を上行すると考えるとよいかもしれません．

⚠ キーワード・チェック

- [ ] 一般感覚
- [ ] 体性感覚
- [ ] 内臓感覚
- [ ] 感覚受容器
- [ ] 上行性伝導路
- [ ] 受容器電位

練習問題〈正誤問題〉

誤問題は誤っている部位に下線をひき，正しい文章に直しなさい

- [ ] 1. 嗅覚を司るのは呼吸部粘膜にある嗅上皮である
- [ ] 2. 視覚は脈絡膜にある視細胞の杆状体・錐状体の受容器で感受される
- [ ] 3. 味覚は味蕾で受容され，延髄に伝達される
- [ ] 4. 聴覚は蝸牛のコルチ器に含まれる有毛細胞で受容され，蝸牛神経から内耳神経を経由する
- [ ] 5. 平衡覚のうち，直線加速度は半規管膨大部稜で感受される
- [ ] 6. 皮膚感覚は体性感覚である
- [ ] 7. 深部感覚は関節の位置や筋の伸張，深部痛覚，内臓痛覚が含まれる
- [ ] 8. 頸動脈洞，大動脈体などの循環器系の受容器は深部感覚に分類される
- [ ] 9. 受容体は特殊感覚は特殊な受容細胞，一般感覚の受容体は感覚細胞である
- [ ] 10. 触–圧受容器は温痛覚受容器よりも刺激に対し順応しにくい
- [ ] 11. 特殊感覚に内耳神経は関与する
- [ ] 12. 温度，痛覚の伝導路は後索路である
- [ ] 13. 触–圧覚の伝導路は脊髄小脳路である
- [ ] 14. 頸動脈洞にある血圧受容器は，相動性受容器に分類される
- [ ] 15. 血液ガスや浸透圧に関する受容器感覚は内臓感覚に分類される

〈解答〉
1. ×：呼吸部→嗅部　2. ×：脈絡膜→網膜　3. ○　4. ○　5. ×：直線加速度→回転加速度　6. ○　7. ×：深部痛覚，内臓痛覚→深部痛覚　8. ×：深部感覚→内臓感覚　9. ×：感覚細胞→神経（終末）　10. ×：順応しにくい→順応しやすい　11. ○（聴覚，平衡覚）　12. ×：後索路→脊髄視床路　13. ×：脊髄小脳路→後索路　14. ×：相動性受容器→持続性受容器　15. ○

★★ 過去国試問題 ★★

①感覚受容器が自由神経終末でないのはどれか（2013 年）
　1. 触圧覚　　　　　　　　2. 温覚
　3. 冷覚　　　　　　　　　4. 痛覚

②一次痛を伝達する神経線維はどれか（2012 年）
　1. Aα線維　　　　　　　　2. Aβ線維
　3. Aδ線維　　　　　　　　4. C線維

③速やかに順応する感覚受容器はどれか（2012 年）
　1. 筋紡錘　　　　　　　　2. パチニ小体
　3. クラウゼ小体　　　　　4. 頸動脈洞圧受容器

④味覚で誤っているのはどれか　2つ選べ（2012 年）
　1. 甘味は舌尖部で強く感じる　　2. 酸味は舌縁部で強く感じる
　3. 苦味は舌根部で強く感じる　　4. 塩味は舌中央部で強く感じる

⑤感覚の種類と感覚受容器との組み合わせで正しいのはどれか
（2011 年）
　1. 筋の張力——筋紡錘　　　　2. 触-圧覚——パチニ小体
　3. 温度覚——マイスネル小体　　4. 痛覚——ルフィニ小体

⑥味覚の部位と求心路との組み合わせで正しいのはどれか（2011 年）
　1. 舌の前1/3——舌下神経　　2. 舌の中1/3——三叉神経
　3. 舌の後1/3——舌咽神経　　4. 咽頭——顔面神経

⑦痛覚で誤っているのはどれか（2010 年）
　1. 痛覚受容器は自由神経終末である
　2. 一次求心線維は無髄のC線維を含む
　3. Aδ線維はポリモーダル侵害受容線維である
　4. C線維は二次痛を伝達する

〈解答〉
① 1，② 3，③ 2，④ 3, 4，⑤ 2，⑥ 3，⑦ 3

9 中枢神経系と伝導路

□□□□ POINT

- ➤ 中枢神経系は脳と脊髄で構成
- ➤ 灰白質（皮質，神経核）には神経細胞体
- ➤ 白質には神経線維束が存在，伝導路を形成
- ➤ 伝導路は上行性伝導路と下行性伝導路
- ➤ 中枢神経系と末梢神経系の間に髄膜および脳脊髄液

Ⅰ．中枢神経

★中枢神経系の構造は，脊髄の単純な構造が基本

1. 脊髄は，内側の灰白質（神経細胞体），外側の白質（神経線維束）
2. 灰白質は前角，後角，側角【神経細胞体】
   前角：運動神経細胞体　　側角：自律神経細胞体
   後角：感覚2次神経細胞体
3. 白質には前索，側索，後索【神経線維】
4. 脳幹は，（脊髄）→延髄→橋→中脳→〈間脳〉→（大脳）
5. 小脳と脳幹の接続：延髄（下小脳脚）橋（中小脳脚）中脳（上小脳脚）
6. 大脳と小脳：皮質は灰白質，髄質は白質と灰白質（神経核）
7. 中枢神経系：髄膜（硬膜→クモ膜→軟膜）で覆われる
   クモ膜下腔（→脳脊髄液），硬膜下腔（→リンパ液）
8. 脳脊髄液：脳室（側脳室，第三脳室，第四脳室）の脈絡叢で産生
   →第四脳室の孔を通り→クモ膜下腔へ

   側脳室→室間孔→第三脳室→中脳水道→第四脳室→中心管
   　　　　　　　　　　　　　　　　　　　　　　　（延髄→脊髄）
   　　　　ルシュカ孔（外側孔）
   クモ膜下腔←マジャンディ孔（正中孔）

9. 脳脊髄液は，頭頂部のクモ膜顆粒に吸収され，硬膜静脈洞に入る

9. 中枢神経系と伝導路

コラム 神の領域ではありません

　神経系は難しいと感じることが多いかもしれません．先生としてなぜ苦手になる学生さんが多いのかを考えた結果，神経系の名称に"神"様が宿っているからと結論づけました．怖がらずに神経系を理解しましょう．神経系は，白色か灰白色の2色で（有髄）神経線維束は白く，神経細胞体の集合は灰白として認められ（神経）核などと呼ばれることが多く，両者が混じり合った部分は網様体と呼ばれます．我々の社会でたとえると，発電所や変電所が神経核で，電線が神経束という感じです．

　中枢神経から髄膜を通過した末梢神経は，身体各所に興奮を伝え（運動神経），身体各所から興奮を中枢へと伝えます（感覚神経）．中枢神経はとても重要ですので，その大部分が骨に被われています．頭蓋骨と脊柱です．それぞれ，頭蓋腔と脊柱管に収まっていますが，内部には3種類の髄膜がさらに中枢神経を保護します．骨に接する最外層から硬膜，クモ膜，軟膜です．特にクモ膜と軟膜の間のクモ膜下腔には脳脊髄液が満たされており，中枢神経の保護を強力にしています．脳脊髄液は一定の圧力で安定しますが，それが漏れ出たり，圧力が高まると直接中枢神経系に影響を及ぼしてしまいます．脳卒中には脳内出血が含まれ，脳の動脈にできる動脈瘤が破裂することによって，クモ膜下腔に大量の動脈血が漏出することで脳を圧迫して最悪，死に導くことがあります．

⚠ キーワード・チェック

- [ ] 白質
- [ ] 灰白質
- [ ] 前角
- [ ] 側角
- [ ] 後角
- [ ] 神経細胞体
- [ ] 神経線維
- [ ] 脳脊髄液

Ⅱ. 伝導路

★様々な伝導路によって，身体各所への興奮伝導が行われる

1. 大脳の主要な働き：感覚の"認識"，運動命令，情報の統合
2. 大脳皮質の機能局在部位：中心前回は運動野，中心後回は感覚野
3. 小脳の主要な働き：運動，姿勢調節（平衡覚，視覚，皮膚感覚）
4. 運動伝導路：錐体路，錐体外路
5. 錐体路は大脳からの興奮が直接，脊髄の運動ニューロンに伝達
   錐体路：皮質脊髄路（大脳皮質→脊髄）
   大部分は延髄腹側の錐体で交叉
   〈交叉：外側皮質脊髄路⇔非交叉：前皮質脊髄路〉
6. 錐体外路は，錐体路以外の下行性伝導路で中脳や脳幹から脊髄
   錐体外路：網様体脊髄路（脳幹→脊髄）
   　　　　　赤核脊髄路（中脳→脊髄）
   　　　　　視蓋脊髄路（中脳〈視蓋：上丘〉→脊髄）
   　　　　　前庭脊髄路（橋・延髄〈前庭神経核〉→脊髄）
7. 感覚：視床を介して大脳皮質（中心後回）へ入力
8. 感覚伝導路：上行性伝導路
   脊髄視床路（前側索系）：温・痛覚
   後索路（後索路－内側毛帯路）：触－圧，深部感覚
   脊髄小脳路：筋紡錘，腱紡錘

```
脊髄の下行性伝導路
錐体路 ┌ 皮質脊髄路
       │     手足の運動を行う
       │     大脳皮質運動野⇒錐体交叉⇒
       ┌ 赤核脊髄路
       │     屈筋の運動コントロール
       │     赤核⇒
錐体外路│ 網様体脊髄路
       │     上下肢をバランス・姿勢制御
       │     脳幹網様体⇒
       │ 前庭脊髄路
       │     前庭からの情報で身体のバランス制御
       │     前庭神経核⇒
       └ 視蓋脊髄路
             視覚・聴覚からの刺激から頸部の運動を制御
             上丘⇒
```

9. 中枢神経系と伝導路

コラム: 伝導路は始発駅と終着駅の関係

　中枢神経内の神経線維束の経路を伝導路と呼びます．末梢神経とまとめて理解すると効果的です．

　まずは伝導路の名称を理解しましょう．ほとんどが，出発地と行き先で構成されます．例えば，脊髄視床路でしたら，脊髄（発）−視床（行き）．皮質脊髄路は大脳皮質（発）−脊髄（行き）．前者は下位から上位に興奮が伝わりますので上行性伝導路，後者が下行性伝導路ということになります．他の伝導路もほぼ同様の名称を担っていますので，"上行"，"下行"の判別は容易です．それ以外で覚えるべき伝導路は，触−圧・深部感覚を伝える後索路−内側毛帯路です．なぜなら，重要性が高い上に，呼び名が多いだけでなく，先ほどの法則が使えません．

　触−圧・深部感覚の伝導路である後索路−内側毛帯路は"平衡覚"の大切な情報となります．"平衡覚"の調節は小脳が担当していることを思い出してください．小脳は脳の後方に位置しています．

　末梢と中枢の経路を困難な後索路でまとめてみましょう．皮膚に感じた触−圧覚は，末梢神経内に含まれるⅡ群線維（Aβ線維）を通じて脊髄神経節にある（1つ目の）感覚ニューロンを経由し，脊髄後根からそのまま同側の脊髄後索を上行します．延髄の後索核で2つ目の感覚ニューロンとシナプスし，対側に向かい内側毛帯を形成した後に視床で3つ目のニューロンとシナプスします．"視床"という器官は大切なキーワードでした．感覚のほぼ全てはここを通過します．触−圧感覚は大脳皮質の感覚野に投射されることで，"感じる"ことになります．

⚠️ キーワード・チェック

- ☐ 中枢神経
- ☐ 脳・脳幹
- ☐ 脊髄
- ☐ 伝導路
- ☐ 錐体路
- ☐ 錐体外路
- ☐ 脊髄視床路
- ☐ 後索路

練習問題〈正誤問題〉

誤問題は誤っている部位に下線をひき，正しい文章に直しなさい

- [ ] 1. 脳幹は中枢神経系に含まれる
- [ ] 2. 脳は大脳，中脳，小脳で構成される
- [ ] 3. 小脳は中脳と橋と延髄につながる
- [ ] 4. クモ膜下腔や硬膜下腔には脳脊髄液が含まれる
- [ ] 5. 灰白質には神経細胞体が集まる
- [ ] 6. 神経線維で構成される伝導路は白質を形成する
- [ ] 7. 室間孔は側脳室と第四脳室を連絡する
- [ ] 8. 皮質脊髄路は錐体路と呼ばれる
- [ ] 9. 小脳から直接脊髄へ向かう遠心性線維束は含まれていない
- [ ] 10. 脊髄視床路は下行性伝導路である
- [ ] 11. 中枢の灰白質には神経細胞体が含まれる
- [ ] 12. 錐体路の一部である内包は灰白質である
- [ ] 13. 延髄は脊髄に続く
- [ ] 14. 小脳は認知・判断・調節の場である
- [ ] 15. 網様体脊髄路や視蓋脊髄路は錐体路である

〈解答〉
1. ○ 2. ×：中脳→間脳，脳幹（中脳－橋－延髄） 3. ○ 4. ×：クモ膜下腔や硬膜下腔→クモ膜下腔 5. ○ 6. ○ 7. ×：第四脳室→第三脳室 8. ○ 9. ○ 10. ×：下行性伝導路→上行性伝導路 11. ○ 12. ×：灰白質→白質 13. ○ 14. ×：認知・判断・調節→姿勢調節 15. ×：錐体路→錐体外路

9. 中枢神経系と伝導路

★★ 過去国試問題 ★★

①脳脊髄液がクモ膜下腔に流出する部位はどれか（2013年）
1. 側脳室
2. 室間孔
3. 第三脳室
4. 第四脳室

②延髄に存在しないのはどれか（2011年）
1. 唾液分泌中枢
2. 嚥下中枢
3. 満腹中枢
4. 嘔吐中枢

③ヒトの一次運動野の体部位再現で正しいのはどれか（2011年）
1. 下肢の領域は手の領域より外側にある
2. 体幹の領域は顔の領域より外側にある
3. ブローカ野は口の領域の中にある
4. 発声に関わる領域は体感の領域より広い

④大脳皮質の一次感覚野領域で正しい組み合わせはどれか（2010年）
1. 視覚野——頭頂葉
2. 聴覚野——側頭葉
3. 運動野——後頭葉
4. 体性感覚野——前頭葉

⑤脳脊髄液が産生されるのはどれか（2009年）
1. 側脳室
2. クモ膜下腔
3. クモ膜顆粒
4. 硬膜静脈洞

⑥脳幹を構成しないのはどれか（2009年）
1. 小脳
2. 中脳
3. 橋
4. 延髄

⑦大脳皮質運動性言語野（ブローカ中枢）があるのはどこか（2007年）
1. 前頭葉
2. 頭頂葉
3. 側頭葉
4. 後頭葉

〈解答〉
①4，②3，③4，④2，⑤1，⑥1，⑦1

10 自律神経系の身体調節機構

POINT

- 自律神経系は，不随意に身体を調節
- 自律神経は交感神経と副交感神経に分類
- 自律神経は，内分泌系も調節

Ⅰ. 自律神経系

★自律神経系の構成と機能

1. 自律神経系：交感神経，副交感神経
2. 自律神経系の特徴：節前線維と節後線維（2つのニューロン）
3. 交感神経の起始：胸髄と上位腰髄：Th1 ～ L2 の側角
4. 副交感神経の起始：仙髄：S2 or 3 ～ S4 の側角
   脳幹（脳神経Ⅲ，Ⅶ，Ⅸ，Ⅹ）
5. 交感神経：節前線維は短く，節後線維は長い
   副交感神経：節前線維は長く，節後線維は短い
6. 節前・節後ニューロン間ではシナプス【自律神経節】を形成
7. 自律神経節における神経伝達物質：アセチルコリン ACh
8. 自律神経の神経線維は大部分がコリン作動性線維
   【アセチルコリン ACh 分泌】
9. 交感神経の節後線維の1分類がアドレナリン作動性線維
   【ノルアドレナリン NA 分泌】

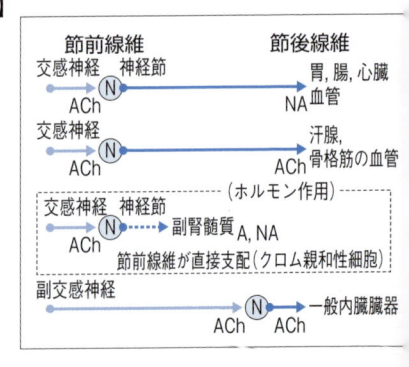

```
         節前線維              節後線維
交感神経  神経節
  ●────────▶(N)━━━━━━━▶  胃, 腸, 心臓
     ACh              NA   血管
交感神経
  ●────────▶(N)━━━━━━━▶  汗腺
     ACh              ACh  骨格筋の血管
                          ┌─(ホルモン作用)─┐
交感神経  神経節
  ●────────▶(N)┅┅┅┅▶ 副腎髄質 A, NA
     ACh
            節前線維が直接支配(クロム親和性細胞)
副交感神経
  ●──────────────▶(N)━━━━━▶ 一般内臓臓器
                    ACh  ACh
```

10. 自律神経系の身体調節機構

コラム 自立（律）してしまって，感じにくい神経

　体性神経系は"運動"と"感覚"などわかりやすいですが，自律神経系は認識しにくいためにイメージが困難かもしれません．しかし，24時間休まずに運動，食事，睡眠中など全ての生活において活動しています．体性神経と自律神経の違いは，体性神経は末梢で1つのニューロンで構成されますが，自律神経は節前ニューロンと節後ニューロンの2つのニューロンで構成されます．ニューロン間にはシナプスがあり，これを自律神経節と呼びます．副交感神経の節前ニューロンは長く，節後ニューロンは短い特徴を有し，交感神経は逆に節前ニューロンが短くなります．さらに節前線維は有髄神経線維で，節後線維は無髄神経線維で構成されます．神経線維の径は体性神経よりも細いために，伝導速度が遅く，節後ニューロンは無髄でさらに遅いという特徴もあります．

　体性神経の運動神経は，1つのニューロンで構成されるために，神経終末からのみ神経伝達物質（アセチルコリン）を放出して骨格筋を収縮しましたが，自律神経系は2つのニューロン間の自律神経節と節後ニューロン終末から神経伝達物質を放出します．

　交感神経，副交感神経共に自律神経節での神経伝達物質はアセチルコリンですが，節後ニューロン終末からは交感神経でアセチルコリンもしくはノルアドレナリン，副交感神経はアセチルコリンとなります．運動に関わる自律神経の伝達物質は"汗（アセ）"チルコリンが多い傾向があります．

⚠ キーワード・チェック

- □ 自律神経　□ 交感神経　□ 副交感神経　□ 節前線維
- □ 節後線維　□ アセチルコリン　□ ノルアドレナリン

Ⅱ．自律神経系の主な調節機構

★主な自律神経系調節

1. 交感神経：血管収縮線維，血管拡張線維
2. 血管収縮線維は NA，血管拡張線維は ACh を放出（節後）
3. 血管収縮線維：全身の血管　血管拡張線維：骨格筋の血管
4. 副交感神経（ACh）：唾液腺，汗腺，膵外分泌，外生殖器など
5. 副腎髄質は交感神経性組織〈カテコールアミン〉
6. カテコールアミン：αとβ受容体（αには特に A，βでは NA, A）
7. アセチルコリン：ニコチン受容体（自律神経節と副腎髄質）
　　　　　　　　　ムスカリン受容体（各効果器）
8. 心臓（β受，ムスカリン受）：NA により脱分極〈心拍数↑〉
　　　　　　　　　　　　　　　　ACh により過分極〈心拍数↓〉
9. 胃腸管平滑筋（α受，ムスカリン受）：NA により過分極〈弛緩〉
　　　　　　　　　　　　　　　　　　　　ACh により脱分極〈収縮〉
10. 瞳孔：交感神経により散瞳（瞳孔散大筋収縮）
　　　　副交感神経で縮瞳（瞳孔括約筋収縮）
11. 自律神経系は多くの器官（唾液腺など）に対し
　　二重神経支配（交感と副交感），持続神経支配
12. 自律神経系は一部の器官（心臓，胃腸管など）に対し
　　拮抗神経支配（交感と副交感が反対の作用）

アドレナリン作動性受容体	α受容体（A）	α_1	血管平滑筋 腸平滑筋 膀胱括約筋	収縮 弛緩 収縮
		α_2	血管平滑筋	収縮
	β受容体（NA）	β_1	心臓，腎臓	心拍数，心筋力↑ 伝導速度↑，レニン
		β_2	血管，気管支 胃腸，尿路，子宮	弛緩
アセチルコリン作動性受容体	ニコチン受容体		自律神経節 副腎髄質	節後細胞脱分極 カテコールアミン分泌
	ムスカリン受容体	M_1	自律神経節	節後細胞脱分極
		M_2	心臓	心拍数，伝導速度↓ 心房収縮力↓
		M_3	平滑筋 分泌線	収縮 分泌

10. 自律神経系の身体調節機構

コラム　バランスのよい自律神経

　自律神経系は自覚されないのですが，とても多くの器官を調節することで，恒常性（ホメオスタシス）を維持しています．交感神経と副交感神経が共に影響を及ぼす器官（二重神経支配），どちらかだけが影響する器官などがあります．例えば，心臓の洞房結節には交感神経が亢進，副交感神経が抑制．結果として交感神経により心拍数が速くなり，副交感神経で遅くなります．

　瞳孔では，交感神経により散瞳，副交感神経が縮瞳を引き起こしますが，支配している筋は交感神経が瞳孔散大筋（散瞳），副交感神経は瞳孔括約筋（縮瞳）と毛様体筋で異なる筋を支配しているために，二重神経支配ではありません．

　血管の調節は部位によって支配が異なります．交感神経は大部分の血管を収縮させますが，骨格筋の血管は拡張させることで，運動時は骨格筋に血液供給を行います．一方，食事後は副交感神経により，消化管の血管が拡張します．

　腎臓の上に位置する副腎は内分泌器官に含まれますが，副腎髄質は後述の神経分泌を行い，副腎皮質とは異なり交感神経に由来します．副腎髄質からは神経伝達物質としても馴染みのあるカテコールアミン（アドレナリンやノルアドレナリン）が血中へと分泌されます．作用も同様で，全身の血管を収縮させることで血圧を上昇させ，心機能も亢進します．

- ●カテコールアミン類
  - ・アドレナリン A
  - ・ノルアドレナリン NA
  - ・ドーパミン DA

⚠ キーワード・チェック

- ☐ アドレナリン作動性線維　☐ コリン作動性線維
- ☐ 効果器　☐ 受容体　☐ 循環器調節　☐ 内分泌

練習問題〈正誤問題〉

誤問題は誤っている部位に下線をひき，正しい文章に直しなさい

- [ ] 1. 交感神経の起始核はすべて脊髄の側角である
- [ ] 2. 副交感神経の起始核はすべて脊髄の側角である
- [ ] 3. 自律神経節での化学伝達物質は交感神経と副交感神経で異なる
- [ ] 4. 交感神経のコリン作動性線維は全身の血管を収縮させる作用を持つ
- [ ] 5. 副交感神経の節後線維はアドレナリン作動性線維である
- [ ] 6. 副腎髄質は自律神経の二重神経支配である
- [ ] 7. 副腎髄質は交感神経節後線維に支配される
- [ ] 8. カテコールアミンとは，アドレナリン，ノルアドレナリン，アセチルコリンである
- [ ] 9. 瞳孔散大筋は交感神経に支配される
- [ ] 10. 唾液腺は自律神経の二重神経支配である
- [ ] 11. 自律神経節での神経伝達物質はカテコールアミンである
- [ ] 12. コリンエステラーゼを阻害すると，副交感神経の作用が強く出現する
- [ ] 13. 交感神経の節後ニューロンには，コリンとアドレナリン作動性線維がある
- [ ] 14. アドレナリンを血管中に投与すると，血圧は下降する
- [ ] 15. アセチルコリンが心臓の受容体に結合すると心拍数は低下する

〈解答〉
1. ○ 2. ×：すべて脊髄の側角→脳幹と仙髄 3. ×：異なる→同じ（アセチルコリン） 4. ○ 5. ×：アドレナリン作動性線維→コリン作動性線維 6. ×：二重神経支配→交感神経支配 7. ×：交感神経節後線維→交感神経節前線維 8. ×：アセチルコリン→ドーパミン 9. ○ 10. ○ 11. ×：カテコールアミン→アセチルコリン 12. ○ 13. ○ 14. ×：下降→上昇 15. ○

10. 自律神経系の身体調節機構

★★ 過去国試問題 ★★

①ニコチン性受容体を介して生理作用を発現するのはどれか（2012年）
  1. 瞳孔括約筋
  2. 副腎髄質
  3. 唾液腺
  4. 汗腺

②誤っているのはどれか（2008年）
  1. 唾液分泌は副交感神経によって促進される
  2. 瞳孔は交感神経によって収縮する
  3. 胃腸管運動は交感神経によって抑制される
  4. 気道は副交感神経によって収縮する

③副交感神経が興奮した時に起こる反応はどれか（2006年）
  1. 心拍出量の増加
  2. 気管支の拡張
  3. 腸管運動の促進
  4. 瞳孔の散大

④ムスカリン受容体があるのはどれか（2006年）
  1. 交感神経節後ニューロン
  2. 副交感神経節後ニューロン
  3. 消化管平滑筋
  4. 骨格筋

⑤ノルアドレナリンを放出するのはどれか（2005年）
  1. 交感神経の節前ニューロン
  2. 交感神経の節後ニューロン
  3. 副交感神経の節前ニューロン
  4. 副交感神経の節後ニューロン

⑥交感神経の興奮時に起こるのはどれか（2005年）
  1. 心拍数の低下
  2. 瞳孔の収縮
  3. 胃液の分泌亢進
  4. 気管支の拡張

〈解答〉
①2, ②2, ③3, ④3, ⑤2, ⑥4

11 消化・吸収システム

□□□□ POINT
- 消化器系の構造と機能
- 消化酵素の分泌と効果, 調節, ホルモンとの関係
- 三大栄養素の消化・吸収

I. 消化

★消化器系の機能は, 食物の摂取, 消化・吸収, 排泄, 運搬

1. 消化器は口腔→咽頭→食道→胃→十二指腸→小腸（空腸・回腸）→大腸（虫垂－盲腸→結腸〈上行結腸→横行結腸→下行結腸→S状結腸〉→直腸）→肛門
2. 消化腺：唾液腺（大唾液腺, 小唾液腺）, 肝臓, 膵臓（膵外分泌部）
3. 口腔の唾液分泌は主に大唾液腺（耳下腺Ⅸ, 顎下腺Ⅶ, 舌下腺Ⅶ）
4. 耳下腺は漿液性, 顎下・舌下腺は混合性（漿・粘液）
   漿液：αアミラーゼ, 粘液：ムチン
5. デンプンがアミラーゼでオリゴ糖に加水分解
6. 胃の壁細胞のHClで主細胞のペプシノゲンが, ペプシンに変換（タンパク分解酵素）
7. 胃壁防御：粘膜上皮から粘液を分泌
8. 胃液：ペプシン, 粘液, ビタミンB_{12}の内因子（不足＝悪性貧血）
9. 胃液分泌の3相
   胃相（約80％）＞脳相（約10〜20％）＞腸相
10. 膵液はアルカリ性で多量の分解酵素を含む
11. 糖質分解酵素：αアミラーゼ, タンパク分解酵素：トリプシン, 脂肪分解酵素：リパーゼ
12. 膵液分泌の3相　腸相（約80％）＞胃相＞脳相
13. 胆汁（肝臓）は消化酵素を含まず, 脂質の消化吸収を促進

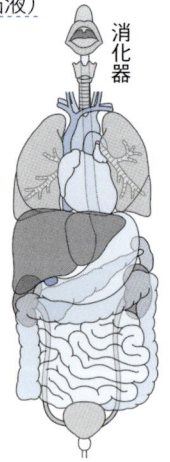

消化器

11. 消化・吸収システム

コラム　食べ物が吸収される場所はどこ？

　食べ物が口に入る前から消化の準備は始まっています．"食"の想像などの条件反射として唾液分泌が亢進されるからです．食べ物が口腔内に入った瞬間から実際に消化が始まります．これは口腔内の咀嚼運動と唾液が主体になります．口腔内には常に唾液が存在しており，消化酵素のアミラーゼが含まれています．しかしながら，効果は小さいうえに，胃の酸によってアミラーゼの効果は失われます．アミラーゼは至適pHがほぼ中性（6.7）の酵素ですので，酸によってこの作用が失活してしまいます．

　食事の際に分泌される唾液は漿液性でサラサラしているはずです．これは副交感神経による影響で，この線維を含む舌咽神経と顔面神経が漿液腺を刺激するからです．とても発達した3つの唾液腺（大唾液腺）は舌咽神経が支配する耳下腺，顔面神経が支配する顎下腺，舌下腺があり，漿液性唾液を分泌します．一方，運動中に口腔内の唾液が粘性を持つ体験をしたことはあると思います．これは交感神経による粘液性分泌の影響です．

　栄養素に関して，口腔内で多少の消化はされても，吸収はできません．食道から胃に移行する部位で重層の上皮から単層の上皮へと突然変わります．胃においてもアルコールを除き，すべての栄養素は吸収されませんが，同じ単層の上皮である小腸で栄養素は吸収されます．

　重層の上皮では，食物の移動が主体です．同時に外から一緒に取り込んだ細菌などの病原体を無害化する必要があります．体内への侵入に対して，唾液や咽頭の扁桃腺，胃での酸によって，分解します．安全になった食物を，膵液によって小腸で徹底的に分解し，直ちに吸収します．

⚠️ キーワード・チェック

- [ ] 消化器系　[ ] 消化腺　[ ] 唾液　[ ] 胃液
- [ ] 膵液　　　[ ] 胆汁　　[ ] 酵素　[ ] 消化・吸収

Ⅱ．消化酵素の調節・消化ホルモン

★神経と消化管ホルモンによって消化液が調節される

1. 唾液分泌は自律神経系によって調節
   交感神経＝高粘稠液，高有機物
   副交感神経＝低粘稠液，低有機物
2. 胃のタンパク消化はペプシン（至適pH：2 HClによって調節）
3. 胃の壁細胞でのHCl分泌促進：
   幽門腺のG細胞⇒ガストリン
   副交感神経節後線維⇒アセチルコリン
   ECL細胞（腸クロム親和性細胞様細胞)⇒ヒスタミン
4. 胃の壁細胞でのHCl分泌抑制：
   D細胞⇒ソマトスタチン
   プロスタグランジン
   上皮成長因子（EGF）
5. 胃の主細胞でのペプシノゲンの分泌：
   迷走神経（アセチルコリン）
6. 十二指腸S細胞：セクレチン（酸性物質（pH 4.5以下）で放出）
   →胃酸分泌抑制，胆汁分泌
7. 小腸粘膜I細胞：コレシストキニン（アミノ酸，脂肪酸で放出）
   →膵液分泌

11. 消化・吸収システム

コラム

胃酸は酸っぱい

消化吸収のシステムは栄養素の種類，消化液の分泌部位や様式で理解しましょう．栄養素としては，炭水化物，たんぱく質，脂質の消化をそれぞれで学ぶことが必要です．

胃液分泌は3つの相があり，噴門を通過して胃に入った食物の物理的影響によるものを，胃相分泌といいます．胃に食物が入り，幽門部の粘膜を刺激すると血中にガストリン（ホルモン）が分泌され，これが壁細胞からの胃酸分泌を促進させます．主細胞からのペプシノゲン分泌も促進し，胃酸により活性化してタンパク分解酵素であるペプシンとなります【胃相】．一般的には胃が消化のメインとなる臓器といわれていますが，実際は膵液による消化が主体です．

【脳相】は，迷走神経を介する神経性調節による反射的な胃液分泌です．胃から十二指腸へ食塊が流れると，酸性や分解産物，主に脂肪に反応して血中にセクレチン（ホルモン）が分泌され，胃での胃酸分泌や胃の運動を抑制する【腸相】．また，食塊によって十二指腸粘膜が伸展されると迷走神経による腸胃反射で胃の蠕動運動が抑制されます．

唾液や胃液での部分的な消化，病原体の殺菌を経て膵液によって本格的な消化が行われ，小腸での吸収が行われます．

⚠️ **キーワード・チェック**

- ☐ 神経調節　☐ ホルモン調節　☐ ガストリン
- ☐ セクレチン　☐ コレシストキニン　☐ アセチルコリン

練習問題〈正誤問題〉

誤問題は誤っている部位に下線をひき，正しい文章に直しなさい

- [ ] 1. 唾液腺は交感神経と副交感神経の両者に支配される
- [ ] 2. 消化液は内分泌液で構成される
- [ ] 3. 胃液はアルカリ性である
- [ ] 4. アミラーゼは脂肪を分解する酵素である
- [ ] 5. 胃の主細胞からは HCl が分泌される
- [ ] 6. 胃液分泌の大部分は腸相で誘発される
- [ ] 7. リパーゼはタンパク質の分解酵素である
- [ ] 8. タンパク質は分解され，グルコースとして吸収される
- [ ] 9. 脂質は，腸上皮で吸収されたのち，腸の血管にとりこまれる
- [ ] 10. グルコースは腸上皮で拡散によって吸収される
- [ ] 11. 3大唾液腺のうち，純漿液腺は耳下腺である
- [ ] 12. デンプンを分解する唾液アミラーゼは胃に入ると活性を増す
- [ ] 13. ガストリンは噴門部付近で血中に分泌され，壁細胞からの胃酸を分泌させる
- [ ] 14. アミノ酸の最終消化は胃で行われる
- [ ] 15. 酸性胃内容物が十二指腸に流入するとセクレチンとアセチルコリンが血中に分泌する

〈解答〉
1. ○ 2. ×：内分泌液→外分泌液 3. ×：アルカリ性→酸性 4. ×：脂肪→デンプン 5. ×：HCl→ペプシノーゲン 6. ×：腸相→胃相 7. ×：タンパク質→脂質 8. ×：グルコース→アミノ酸 9. ×：血管→中心リンパ管（中心乳び腔） 10. ×：拡散→二次性能動輸送 11. ○ 12. ×：活性を増す→不活化（失活）する 13. ×：噴門→幽門 14. ×：胃→小腸内，刷子縁，小腸上皮 15. ×：アセチルコリン→コレシストキニン

11. 消化・吸収システム

★★ 過去国試問題 ★★

①胃酸の分泌を抑制するのはどれか（2013 年）
1. アセチルコリン　　2. ガストリン
3. セクレチン　　　　4. ヒスタミン

②小腸の刷子縁に結合して消化を行うのはどれか（2012 年）
1. α アミラーゼ　　2. ラクターゼ
3. トリプシン　　　　4. リパーゼ

③脂質の消化と吸収とに関与しないのはどれか（2012 年）
1. グルクロン酸　　　2. 胆汁酸塩
3. リパーゼ　　　　　4. カイロミクロン

④胃液の分泌を抑制するのはどれか（2011 年）
1. ガストリン　　　　2. ヒスタミン
3. セクレチン　　　　4. アセチルコリン

⑤酸性条件（pH 1）で活性が高いのはどれか（2010 年）
1. ペプシン　　　　　2. アミラーゼ
3. トリプシン　　　　4. ラクターゼ

⑥胆嚢を収縮させるホルモンはどれか（2009 年）
1. ガストリン　　　　2. セクレチン
3. コレシストキニン　4. インスリン

⑦小腸上皮の刷子縁膜にあるのはどれか（2008 年）
1. ペプシン　　　　　2. トリプシン
3. キモトリプシン　　4. アミノペプチターゼ

⑧胃液の分泌機序で誤っている組み合わせはどれか（2007 年）
1. 脳相——舌下神経　　2. 胃相——ガストリン
3. 胃相——迷走神経　　4. 腸相——セクレチン

〈解答〉
① 3, ② 2, ③ 1, ④ 3, ⑤ 1, ⑥ 3, ⑦ 3, ⑧ 1

12 血管と循環調節システム

□□□□ POINT

➤ 循環器系は栄養素,ガスを輸送
➤ 毛細血管は"物質交換"を行う機能性血管
➤ 神経・ホルモンによる循環器系の調節

Ⅰ. 循環器の構成特徴

★循環器系の基本構成と構造
1. 循環器系〈心臓→動脈→毛細血管→静脈〉
   リンパ系〈毛細リンパ管→リンパ管→リンパ本幹→静脈〉
2. 毛細血管と毛細リンパ管は一層構造(内皮・基底膜)
3. 内膜は内皮細胞と基底膜
   中膜は自律神経支配の平滑筋(+結合線維〈弾性線維〉)
   外膜は疎性結合線維(弾性線維と膠原線維)
   | 内膜=血管内壁,中膜=血管径を調節,外膜=周辺組織と結合 |
4. 心臓は心内膜(内皮細胞と基底膜),心筋層(横紋筋),心外膜
5. 大動脈→動脈→細動脈→毛細血管→細静脈→静脈→大静脈
6. 心臓に近い動脈は,中膜が弾性線維で構成される弾性型動脈(拍動をうける)
7. 中〜末梢の動脈は,中膜が平滑筋で構成される筋性型動脈(神経調節)
8. 循環血液量の約75%を持つ静脈は貯蔵血管
   毛細血管は物質交換を行う交換血管
9. 動脈と静脈が直接交通するものを動静脈吻合

12. 血管と循環調節システム

コラム
心臓も血管も同じ構造，でも毛細血管が主役

　循環器系の主役はポンプ活動としては心臓で正しいかもしれませんが，物質交換としては毛細血管が最も重要です．循環器系全体としての共通した構造は，最内層は血管内皮（と基底膜）で構成されることです．毛細血管（毛細リンパ管）は血管内皮のみの一層構造ですが，他の器官は中膜に筋層，外膜に結合組織による三層構造を有します．中膜は器官で構成が異なり，心臓は横紋筋，大動脈は弾性線維，細動脈や静脈で平滑筋が主要組織となります．これにより特に動脈では弾性型動脈や筋性型動脈と呼ばれることもあります．限られた血液を各器官に分布させるために機能的な調節を行っているのが筋性型動脈であり，自律神経とホルモンによって支配されています．静脈の別名は，大部分の血液は静脈にあることから貯蔵血管と呼ばれています．たった一層で構成される毛細血管は，水や低分子に透過性をもち，物質交換を行います．動脈に近い側の毛細血管からは血圧により水，酸素，栄養素が血管外の細胞へ供給され，静脈に近い側の毛細血管は血圧が低いので水を血管内に引き込む膠質浸透圧の方が大きくなり，水，二酸化炭素，老廃物が血管内へと移動します．さらに，余剰の組織液は同じ単層の毛細リンパ管からリンパ系へと移動していき，最終的には静脈へ合流します．

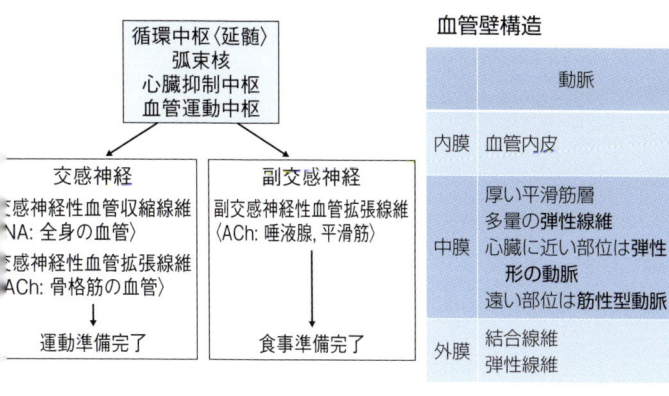

```
           循環中枢〈延髄〉
              弧束核
            心臓抑制中枢
            血管運動中枢
          ↙          ↘
     交感神経          副交感神経
交感神経性血管収縮線維   副交感神経性血管拡張線維
〈NA: 全身の血管〉      〈ACh: 唾液腺，平滑筋〉
交感神経性血管拡張線維
〈ACh: 骨格筋の血管〉
          ↓              ↓
       運動準備完了      食事準備完了
```

血管壁構造

	動脈	静脈	毛細血管
内膜	血管内皮	血管内皮 **静脈弁**	血管内皮
中膜	厚い平滑筋層 多量の**弾性線維** 心臓に近い部位は**弾性形の動脈** 遠い部位は**筋性型動脈**	薄い 平滑筋層	ー
外膜	結合線維 弾性線維	結合線維	ー

⚠ キーワード・チェック

- □ 循環器系　□ 心臓　□ 動脈・静脈　□ 毛細血管
- □ リンパ系　□ 交換血管　□ 貯蔵血管

Ⅱ. 循環器系の調節

★循環器系は神経性調節，内分泌性調節，局所性調節

1. 交感神経性血管収縮線維（ノルアドレナリン）は全身の血管を収縮
2. 交感神経性血管拡張線維（アセチルコリン）は骨格筋の細動脈に分布し，筋血流を増大
3. 副交感神経性血管拡張線維（アセチルコリン）は心臓，唾液腺，膵臓外分泌，外生殖器などの血管を拡張
4. 神経性調節中枢は延髄の循環調整中枢
5. 血圧受容器は頸動脈洞（Ⅸ），大動脈弓（Ⅹ）【伸張受容器】
6. 心肺部圧受容器【低圧受容器】
   血圧の低下に対して腎の再吸収を増加〈血液量↑〉
7. 化学受容器（ガス）は頸動脈小体（Ⅸ），大動脈体（Ⅹ）
8. 内分泌性調節
    副腎髄質ホルモン（血管収縮）
    バゾプレッシン（血管収縮，血液量↑〈腎再吸収〉）
    レニン-アンジオテンシン系（血管収縮，血液量↑〈腎再吸収〉）
        アンジオテンシンⅡ（血管収縮）
    アルドステロン（血液量↑〈腎再吸収〉）
9. 局所性調節
    代謝性血管拡張，傍分泌（パラクリン），
    自己調節（オートレギュレーション）
10. 代謝性血管拡張は，CO_2，乳酸，ヒスタミン〈細胞の代謝産物〉
11. 傍分泌調節は血管内皮からの分泌で平滑筋に作用
    一酸化炭素，エンドセリン
12. 自己調節は重要臓器の血流確保：脳血管，腎血管，冠状血管

12. 血管と循環調節システム

コラム ③ 血圧の調節は重要．でも高血圧は…

循環器系の調節システムは，とても重要です．

血圧低下に対して素早い調節システムが機能しています．なぜなら，血圧の低下は脳内循環を低下させ，脳虚血状態で失神させてしまうかもしれないからです．

脳に最も近い血圧感受装置は内頸動脈基部にある頸動脈洞です．内頸動脈は椎骨動脈と共に脳へ血液を供給する重要な動脈です．何らかの原因により血圧が低下すると，頸動脈洞はこれを感受し，舌咽神経の求心性神経を介して延髄の循環調節中枢を介し，交感神経を興奮させてほぼ瞬時に血管を収縮，心機能を亢進させて，血圧を上昇させます．逆に血圧上昇時や頸動脈洞マッサージによる刺激では，副交感神経を含む迷走神経が興奮することで，血圧が低下します．

一方，慢性的に血圧を上昇させるには神経系だけでなく，内分泌系も関与しています．例えば，副腎髄質からはノルアドレナリンが分泌されます．血液中に分泌されることで，全身の血管が収縮し，持続的に血圧が上昇します．

腎臓からのレニン分泌によって引き起こされるレニン-アンジオテンシン-アルドステロン系も大切な血圧上昇機構です．腎臓における血圧低下は老廃物の排泄にとって欠かせない尿の生成を抑制します．そのため，血圧低下に対抗するシステムが必要となります．レニン自体は血圧上昇に関与しませんが，アンジオテンシンIIは強力な血管収縮作用を持ち，アルドステロンは腎臓でのナトリウムイオンの再吸収によって，水を血管内に再吸収し，血液量の低下を防ぎます．すなわち，血管収縮と血液量の保持により血圧を高めます．

⚠ キーワード・チェック

- ☐ 神経性調節
- ☐ 内分泌性調節
- ☐ 局所性調節
- ☐ カテコールアミン
- ☐ レニン
- ☐ 圧受容器
- ☐ 化学受容器
- ☐ 血管拡張物質

練習問題〈正誤問題〉

誤問題は誤っている部位に下線をひき，正しい文章に直しなさい

- □ 1. 循環器系の全てに内膜が存在する
- □ 2. 血管の中膜は主に結合線維で構成される
- □ 3. 心臓に近い大動脈の中膜は弾性軟骨で構成される
- □ 4. 貯蔵血管とは心臓のことである
- □ 5. 毛細血管の主な働きは物質交換と内呼吸である
- □ 6. 交感神経性血管収縮線維の神経伝達物質はアセチルコリンである
- □ 7. 自律神経の節前－節後間のシナプスで放出される化学伝達物質はノルアドレナリンである
- □ 8. 頸動脈小体は血圧受容器である
- □ 9. 血圧はレニン分泌によって結果として下降する
- □ 10. CO_2 や乳酸は血管を収縮させる
- □ 11. 毛細血管壁の水の透過性は低い
- □ 12. リンパ系は動脈系に合流する
- □ 13. 末梢の動脈は神経性調節を強く受ける
- □ 14. 循環調節中枢は延髄にある
- □ 15. 交感神経性血管拡張線維の化学伝達物質はアセチルコリンである

〈解答〉
1. ○ 2. ×：結合線維→平滑筋 3. ×：軟骨→線維 4. ×：心臓→静脈 5. ○ 6. ×：アセチルコリン→ノルアドレナリン 7. ×：ノルアドレナリン→アセチルコリン 8. ×：血圧→化学（血液ガス） 9. ×：下降→上昇 10. ×：収縮→拡張 11. ×：低い→高い 12. ×：動脈系→静脈系 13. ○ 14. ○ 15. ○

12. 血管と循環調節システム

★★ 過去国試問題 ★★

①運動時に血液量が減少するのはどれか（2013 年）
  1. 肝臓   2. 心臓
  3. 肺   4. 骨格筋

②循環系で誤っているのはどれか（2012 年）
  1. 右心室より左心室では酸素分圧が高い
  2. 左心室より右心室では二酸化炭素分圧が高い
  3. 肺循環で酸素分圧は高くなる
  4. 体循環で二酸化炭素分圧は低くなる

③収縮期血圧の上昇がみられるのはどれか（2011 年）
  1. 動脈平滑筋の弛緩   2. 血液量の減少
  3. 心室収縮力の低下   4. 動脈弾性の低下

④酸素分圧の低い血液が流れている部位はどれか（2008 年）
  1. 大動脈   2. 左心室
  3. 肺静脈   4. 右心房

⑤酸素濃度が高い血液が流れるのはどれか（2007 年）
  1. 肺静脈   2. 肺動脈
  3. 上大静脈   4. 下大静脈

⑥酸素受容器が存在するのはどれか．2 つ選べ（2007 年）
  1. 肺胞壁   2. 頸動脈小体
  3. 大動脈体   4. 延髄

⑦抵抗血管はどれか（2006 年）
  1. 大静脈   2. 毛細血管
  3. 大動脈   4. 細動脈

〈解答〉
① 1，② 4，③ 4，④ 4，⑤ 1，⑥ 2, 3，⑦ 4

13 血液と免疫

> ▷ 血液は，血漿と血球で構成
> ▷ 血液の役割は，運搬，恒常性，止血，生態防御
> ▷ 血液によるガス運搬能

Ⅰ. 血液の組成

★血液は様々な構成要素からなる

1. 血液：血球，血漿
2. 血球：赤血球，白血球，血小板
3. 血漿：水，タンパク，無機塩類〈血清＝血漿−フィブリノゲン〉
4. 血漿タンパク：アルブミン，グロブリン，フィブリノゲン
5. 無機塩類は浸透圧，酸塩基平衡を維持〈膠質浸透圧＝アルブミン〉
6. 0.9％生理食塩水は血漿と等張（290mOsm/L）
7. 血球成分は全て骨髄の造血幹細胞から分化
    赤血球増殖因子：エリスロポエチン
8. 赤血球のヘモグロビンは，酸素運搬能
9. 二酸化炭素は血漿に溶解（$CO_2 + H_2O \Leftrightarrow H_2CO_3 \Leftrightarrow H^+ + HCO_3^-$）
    CO_2 が溶解→ pH が下降（アシドーシス）
    CO_2 が排出→ pH が上昇（アルカローシス）

血液の特徴
比重 1.06
粘稠性
弱アルカリ性〈pH7.4〉
体重の約 1/13
血漿と細胞成分（血球）

働き
物資の運搬
内部環境の恒常性の維持
身体の防御
止血作用

血液
血漿 約 55％
細胞成分（血球）約 45％
水 約 90％
白血球
血小板
赤血球
ヘマトクリット値 約 40〜45％

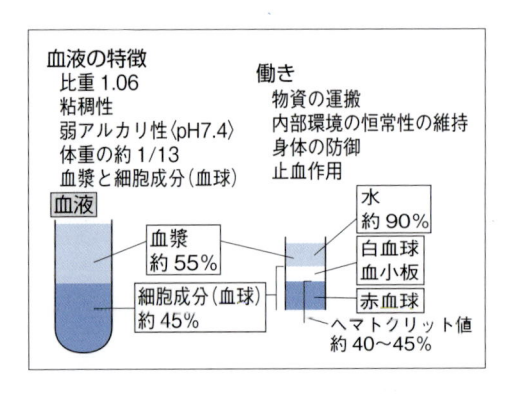

13. 血液と免疫

コラム 血球の様々なキャラクター

　血液は血球と血漿で構成され，血球は赤血球や白血球，血小板で構成されます．全て骨髄にある造血幹細胞から分化と呼ばれる成長過程を経てつくりだされています．赤血球が不足すると，主に腎臓からエリスロポエチンと呼ばれるホルモンが放出され，赤血球の産生を促します．

　白血球は顆粒球と無顆粒球に分類され，顆粒球は割合の多い順に好中球，好酸球，好塩基球です．特に好中球は細菌の感染部位に直ちに集まり，防衛する免疫に関わる細胞の一番手となります．細菌によるカゼや怪我などで鼻水や膿が出ることがありますが，そこには大量の好中球が認められます．

　無顆粒球は単球とリンパ球ですが，白血球で最も大型の単球も免疫に関わる重要なキーとなる細胞で，血管外に出ることでアメーバ様の運動を有し，大食能を持つマクロファージとなり，免疫系システムが本格的に稼働します．

　血球のうちで，核を持たないのは赤血球と血小板です．しかも血小板は細胞がバラバラになった小さな細胞の破片で構成されています．

　血小板の内部には血液凝固に関わる大切な物質（凝固因子）が何種類も含まれており出血などで血液凝固が必要な時に使われます．また，血小板自体も出血部位で凝集し，止血に作用します．解熱剤，抗炎症作用等で使用されるアスピリンは，この血小板凝集作用を抑制するので，血栓予防効果としても使用されることがあります．

⚠️ キーワード・チェック

- ☐ 血球　　☐ 血漿　　☐ 血漿タンパク
- ☐ 運搬能　☐ 造血幹細胞　☐ エリスロポエチン　☐ pH

Ⅱ. 免疫システム

★免疫には自然免疫と適応（獲得）免疫がある
1. 白血球は顆粒白血球〈好中球，好酸球，好塩基球〉，
   無顆粒白血球〈リンパ球，単球〉
2. 好中球：血管外へ遊走，細菌に対し貪食能を有する⇒小食細胞
3. 好酸球：アレルギーや寄生虫感染で増殖
4. 好塩基球：アレルギー反応でヘパリン，ヒスタミンを放出
5. 単球：血管外へ遊走し，マクロファージ（⇒大食細胞）となる
6. リンパ球：Bリンパ球，Tリンパ球
7. 免疫は自然免疫〈食作用（好中球，マクロファージ）〉
   適応免疫〈液性免疫，細胞性免疫〉
8. 液性免疫はBリンパ球から分化した形質細胞の抗体による免疫
9. 抗原が進入し，抗体が産生されると情報が免疫記憶される
10. 細胞性免疫はTリンパ球の非自己認識による抗原攻撃（キラーT細胞）
11. 抗原（タンパク）侵入に対し，マクロファージが貪食しリンパ球へ抗原情報を提示
12. 抗原提示は感染細胞：MHCクラスⅠ（すべての自己細胞），
    免疫細胞：MHCクラスⅡ（マクロファージ，リンパ球）
13. Tリンパ球はリンフォカインによりマクロファージを活性化
14. Tリンパ球のリンフォカインによりBリンパ球も活性化
    →形質細胞や記憶細胞への増殖・分化を刺激

免疫グロブリン

IgG: 補体結合
IgA: 外分泌液に含有
IgM: 補体結合
IgD: Bリンパ球の抗原認識
IgE: 好塩基球，肥満細胞からのヒスタミン分泌

IgE＝即時型（Ⅰ型）アレルギー

抗体の基本構造
- L鎖
- H鎖

13. 血液と免疫

コラム 感染症から身を守る免疫は賢い

　白血球による免疫応答の第一段階で最も速いのは好中球で，細菌を貪食します．同様にしてマクロファージも強い貪食能を持ち，抗原を"直接捕食"する働きを【自然免疫】と呼びます．【適応免疫，獲得免疫】とは抗原を"認識"し，T細胞とB細胞による免疫を指します．これを"免疫"と呼びます．

　リンパ球は，骨髄（Bone marrow）で成長するB細胞と胸腺（Thymus）で成長したT細胞に分類されます．B細胞は抗体を用いた体液性免疫，T細胞は細胞性免疫に関わると学びますが，すぐに忘れることが多く困るところでもありますね．リンパ球も他の白血球と同じ骨髄で作られます．B細胞はここで成長しますが，T細胞は胸腺へ運ばれ，"特殊戦闘訓練"を受けます．多くの未熟なT細胞は訓練に耐えきれずに死に絶え，武闘派のエリートだけが生き残ります．こんなイメージをすると，T細胞は自ら（細胞自体）が戦う細胞性免疫となることが理解できるでしょう．B細胞は遠くから水鉄砲で戦う体液性免疫と想像すると忘れなくてよいです．

　マクロファージは抗原提示細胞の1つであり，単に異物や抗原を貪食するだけでなく，その断片を使って，抗原提示を行うことでT細胞が活性化し，T細胞による細胞性免疫とB細胞による体液性免疫が発動します．

⚠️ キーワード・チェック

- ☐ 白血球　☐ 顆粒白血球　☐ 無顆粒白血球　☐ 免疫
- ☐ 液性免疫　☐ 細胞性免疫　☐ 免疫グロブリン

📝 練習問題〈正誤問題〉

誤問題は誤っている部位に下線をひき，正しい文章に直しなさい

- [ ] 1. 血液の成分は血漿成分よりも細胞成分のほうが多い
- [ ] 2. ヘマトクリット値とは全血中の細胞成分の割合のことを言う
- [ ] 3. 血球で最も多いのは好中球である
- [ ] 4. 血漿タンパクで最も多いのはグロブリンで，膠質浸透圧に大きく関わる
- [ ] 5. 主に肝臓から分泌・放出されるエリスロポエチンは赤血球の増殖因子である
- [ ] 6. 好中球・好酸球・好塩基球は顆粒白血球で好塩基球はヘパリンを含む
- [ ] 7. マクロファージや B 細胞の抗原提示細胞によって T 細胞が活性する
- [ ] 8. 抗原提示された T 細胞はフィブリンを分泌し，マクロファージや B 細胞の活性をうながす
- [ ] 9. 好中球やマクロファージの抗原に対する貪食能を自然免疫と呼ぶ
- [ ] 10. 適応免疫は抗原を認識し貪食することにある
- [ ] 11. 血液の pH は 7.4 ± 0.05 である
- [ ] 12. 血漿タンパクは脾臓でつくられる
- [ ] 13. 胸腺由来性のリンパ球は B 細胞である
- [ ] 14. サイトカインの 1 つであるリンフォカインは好酸球が分泌する
- [ ] 15. アレルギー患者では IgE，初期感染では IgM が上昇する

〈解答〉
1. ×：多い→少ない　2. ○　3. ×：好中球→赤血球　4. ×：グロブリン→アルブミン　5. ×：肝臓→腎臓　6. ○　7. ○　8. ×：フィブリン→リンフォカイン（サイトカイン）　9. ○　10. ×：貪食→液性・細胞性免疫　11. ○　12. ×：脾臓→肝臓　13. ×：B 細胞→T 細胞　14. ×：好酸球→リンパ球　15. ○

13. 血液と免疫

★★ 過去国試問題 ★★

①膠質浸透圧を生じるのはどれか（2013年）
 1. グルコース　　2. ナトリウムイオン
 3. バゾプレッシン　　4. アルブミン

② ABO式血液型のAB型のヒトで正しいのはどれか（2012年）
 1. α（抗A）凝集素のみみられる
 2. β（抗B）凝集素のみみられる
 3. α凝集素とβ凝集素の両方みられる
 4. α凝集素とβ凝集素のいずれもみられない

③線維素を溶解するのはどれか（2011年）
 1. 第Ⅶ因子　　2. ビタミンK
 3. プラスミン　　4. フィブリノゲン

④抗A抗体（α凝集素）があるのはどの血液型か．2つ選べ（2010年）
 1. A型　　2. B型
 3. AB型　　4. O型

⑤貪食作用があるのはどれか（2009年）
 1. 好中球　　2. 赤血球
 3. 血小板　　4. リンパ球

⑥血液凝固因子の合成に必要なのはどれか（2008年）
 1. ビタミンA　　2. ビタミンC
 3. ビタミンE　　4. ビタミンK

⑦正常血漿の組成はどれか（2007年）
 1. Na^+ 140mEq/L，K^+ 5mEq/L，Cl^- 100mEq/L
 2. Na^+ 140mEq/L，K^+ 5mEq/L，Cl^- 10mEq/L
 3. Na^+ 10mEq/L，K^+ 140mEq/L，Cl^- 100mEq/L
 4. Na^+ 10mEq/L，K^+ 140mEq/L，Cl^- 10mEq/L

〈解答〉
① 4，② 4，③ 3，④ 2，4，⑤ 1，⑥ 4，⑦ 1

14 心機能

> ▶ □□□□ POINT
> - 心筋細胞による興奮伝導
> - 心臓のポンプ作用によって血液の全身循環が行われる
> - 心臓は，刺激伝導系で興奮を発生・伝導し，心筋を興奮
> - 心臓は循環器系の一部であり，自律神経系によって調節

Ⅰ．心臓の構造

★心臓の基本構造は動静脈と同様

1. 心内膜－心筋層－心外膜の三層構造
2. 不随意の横紋筋：特殊心筋〈刺激伝導系〉と一般心筋
3. 刺激伝導系：洞房結節－房室結節－ヒス束（房室束）－右脚/左脚－プルキンエ線維⇒（一般心筋）
4. 交感神経は心房・心室に分布，副交感神経は心房に分布
5. 自律神経による変時（心拍）・変伝導（刺激伝導系速度）・変力（心筋力）作用
6. 心膜腔：外側は壁側心膜，内側は臓側心膜（心外膜）
7. 壁側心膜は線維性心膜（胸壁と接着）＋漿膜性心膜（漿液分泌）
8. 臓側心膜は漿膜性心膜
9. 房室弁（心房－心室間）：三尖弁（右），僧帽弁（左）
10. 動脈弁（心室－動脈）：肺動脈弁（右），大動脈弁（左）
11. 右心房壁：卵円窩（胎児期＝卵円孔）
12. 心室壁：肉柱，乳頭筋（房室弁の数に対応：右3，左2），腱索

自律神経の心機能の調節

変時作用	自律神経〈心拍数〉
変伝導作用	刺激伝導系〈興奮伝導速度〉
変力作用	心筋〈収縮力〉

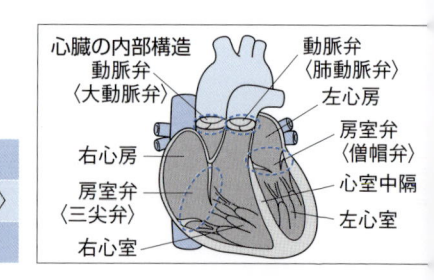

心臓の内部構造
- 動脈弁〈大動脈弁〉
- 動脈弁〈肺動脈弁〉
- 左心房
- 右心房
- 房室弁〈僧帽弁〉
- 房室弁〈三尖弁〉
- 心室中隔
- 左心室
- 右心室

コラム 心臓の大切な機能，ポンプ作用

　心臓の基本構造は，他の循環器系である動脈や静脈と変わらない三層構造です．心臓の最内層，すなわち心室や心房，動脈弁，心房弁の表面を被う心内膜は血管内膜と同じです．血管中膜は平滑筋層ですが，心臓では横紋筋層です．血管外膜は結合線維ですが，心臓では心外膜と呼ばれます．特に心臓は可動性器官ですので，壁側心膜と臓側心膜の間に心膜腔をつくります．心臓の拍動による動きと周囲との間の摩擦を軽減するためで，同じ構造が，腹部にも腹腔として存在します．

　生命維持に欠かせない心臓の機能は"ポンプ作用"であり，心臓が動いていようとポンプ作用を失った状態を臨床的に心停止と呼びます．

　心臓のポンプ作用のメカニズムは心筋の自動能にあります．心筋は一般心筋線維と特殊心筋線維に分けられますが，どちらも一定の興奮を発生することができます．これが無秩序に行われたりすると不整脈となります．

　正常であれば，上大静脈開口部近くにある右心房壁にあるペースメーカーと呼ばれる洞房結節で毎分 60 回程度の興奮を発生し，心房を収縮させた後に，特殊心筋線維で形成する刺激伝導系を伝わり，心室の一般心筋へと興奮を伝達し，心室筋を収縮させることでポンプ作用が発生します．心房と心室は絶縁されているので，この刺激伝導系が遮断されると洞房結節の興奮は心室に伝わらず，房室ブロックと呼ばれる状態となります．しかしながら，完全に房室ブロック（3 度ブロック）になったとしても，心室は独自の興奮によりポンプ活動を保ちますが，心拍数はとても遅いために機械的なペースメーカーを埋め込む必要があります．

⚠️ キーワード・チェック

- ☐ 心臓
- ☐ 心房・心室
- ☐ 一般心筋
- ☐ 特殊心筋
- ☐ 刺激伝導系
- ☐ 自律神経調節
- ☐ ポンプ作用
- ☐ 房室・動脈弁

Ⅱ. 心拍動

★心拍動は心臓自体の興奮発生と,自律神経系による調節

1. 心臓の興奮は洞房結節で発生する
2. ギャップジャンクション(介在板)で心筋細胞間の興奮伝達
3. 交感神経によって心拍数,刺激伝導速度,心筋力が増大
 〈伝達物質:ノルアドレナリン〉
4. 副交感神経によって心拍数,刺激伝導速度が低下
 〈伝達物質:アセチルコリン〉
5. 心周期は収縮期(等容性収縮期・駆出期),
     拡張期(等容性弛緩期・流入期)
6. 心筋は伸張されると大きな収縮力 〈スターリング心臓の法則〉
7. 心電図はPQRST波で表し,P波は心房興奮,QRS波は心室興奮,T波は心室の再分極
8. PQ間隔は心房の興奮から心室収縮の開始〈房室伝導時間〉
9. QRS間隔は心室筋の興奮時間(脱分極時間)

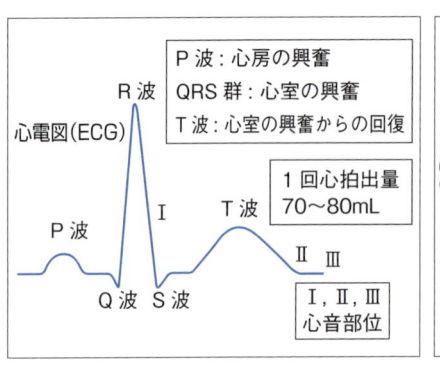

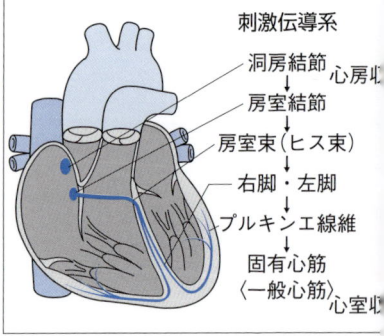

心電図(ECG)

P波:心房の興奮
QRS群:心室の興奮
T波:心室の興奮からの回復

1回心拍出量
70〜80mL

Ⅰ,Ⅱ,Ⅲ
心音部位

刺激伝導系
洞房結節 心房
房室結節
房室束(ヒス束)
右脚・左脚
プルキンエ線維
固有心筋
〈一般心筋〉 心室

コラム 心周期は止まらない

　心臓の動きを理解するには，心臓の運動と血液の流れを理解する必要があり，心筋の収縮と弁の動きに着目する必要があります．重要な"心周期"について理解しましょう．

　心臓の1周期，1回のポンプ活動は，心臓の収縮期と拡張期に大別されます．これは心室の動きをまとめたもので，収縮で血液を拍出し，拡張で血液を充満することになります．

　収縮期に着目すると，刺激伝導系を介した興奮がプルキンエ線維から心室の一般心筋に伝導し，収縮を引き起こします．心筋収縮によって，心室の内圧が高まりますが，すぐに血液が大動脈に拍出されるわけではありません．ポイントは血管（動脈）の血圧と心室内圧，動脈弁の関係です．心室と動脈の間にある動脈弁には，常に"血圧"が生じています．そのため，弁にかかる血圧（拡張期血圧：最低血圧）を超えない限り動脈弁は開きません．心筋が収縮しているが動脈弁が開口しない時期を等容性（積）収縮期と呼びます．さらなる心筋収縮によって心室内圧が動脈圧を超えると，動脈弁は開口し，心室の血液が大動脈へと流出します．心室の血液の大部分が拍出されることで上昇した動脈圧よりも心室内圧が低下すると動脈弁は閉鎖します．この過程を駆出期と呼びます．収縮期は等容性収縮期と駆出期で構成されます．

　弛緩期のポイントは心房内圧と心室内圧，房室弁の関係であります．収縮期の駆出期が終わると動脈弁が閉じ，房室弁も動脈弁も閉じた状態となり，これを等容性（積）弛緩期と呼びます．心室筋は弛緩を続け，心室内圧はさらに下降し，心房内圧を下回ると房室弁が開口し，心房から心室へと血液が流入します．これを充満期と呼びます．拡張期は等容性弛緩期と充満期で構成されます．

⚠ キーワード・チェック

- ☐ 自律神経調節　☐ 交感神経　☐ 副交感神経　☐ 心電図
- ☐ 心周期　☐ 収縮期　☐ 拡張期

練習問題〈正誤問題〉

誤問題は誤っている部位に下線をひき，正しい文章に直しなさい

- [ ] 1. 心筋は不随意の横紋筋で自動能を持つ
- [ ] 2. 刺激伝導系の順序は，房室結節－洞房結節－ヒス束－右脚・左脚－プルキンエ線維である
- [ ] 3. 自律神経系の心臓調節は，変力作用と変時作用である
- [ ] 4. 卵円窩は右心房と左心房にみられる構造である
- [ ] 5. 心筋の興奮を伝導する特殊な細胞間結合はギャップジャンクションとして観察される
- [ ] 6. 心周期のうち，等容性収縮期では動脈弁が開口する
- [ ] 7. 心室内圧が動脈圧を超えると動脈弁が開く
- [ ] 8. スターリングの法則とは心筋が血液の流入によって大きく伸展されると心筋力が低下する現象である
- [ ] 9. 心電図のP波は心房の興奮を示す
- [ ] 10. 心臓を支配する交感神経の神経伝達物質はアセチルコリンである
- [ ] 11. 洞房結節のペースメーカ機能が消失すると心臓は停止する
- [ ] 12. アセチルコリンは心筋力の増大を促す
- [ ] 13. PQ時間とは心房から心室への興奮伝導時間と同様である
- [ ] 14. 心周期の駆出期は，動脈弁が開口し，房室弁が閉鎖する
- [ ] 15. 洞房結節は左心室にある

〈解答〉
1. ○ 2. ×：房室結節－洞房結節→洞房結節－房室結節 3. ×：変力作用と変時作用→変力作用と変時作用と変伝導作用 4. ×：右心房と左心房→右心房 5. ○ 6. ×：開口→閉口 7. ○ 8. ×：低下→増大 9. ○ 10. ×：アセチルコリン→ノルアドレナリン 11. ×：停止する→徐脈になる 12. ×：増大→低下 13. ○ 14. ○ 15. ×：左心室→右心房

14. 心機能

★★ 過去国試問題 ★★

①左心室の駆出期に認められるのはどれか（2013年）
1. 大動脈弁は開いている
2. 心室内容積は変化しない
3. 心電図上でP波がみられる
4. 心室内圧は最も低くなる

②骨格筋と比べて心筋の特徴で誤っているのはどれか（2012年）
1. 活動電位の持続が長い
2. 活動電位の絶対不応期が長い
3. 強縮を起こしやすい
4. 疲労しやすい

③心電図で誤っている組み合わせはどれか（2012年）
1. P波——心房の再分極
2. PR間隔——房室伝導時間
3. QRS波——心室の脱分極
4. T波——心室の再分極

④心電図から判読できないのはどれか（2010年）
1. 心拍数
2. 平均電気軸
3. 房室伝導時間
4. 心拍出量

⑤心室が弛緩（拡張）している時に動脈血を末梢組織に送るのはどれか（2010年）
1. 心房の収縮
2. 大動脈の収縮
3. 細動脈の収縮
4. 大動脈の弁

⑥心筋で誤っているのはどれか（2010年）
1. 筋細胞がギャップ結合で連結している
2. 活動電位の持続が長い
3. 繰り返し刺激すると収縮の荷重が起こる
4. 不応期が長い

⑦心電図のT波が反映するのはどれか（2009年）
1. 心房の脱分極
2. 心房の再分極
3. 心室の脱分極
4. 心室の再分極

〈解答〉
① 1, ② 3, ③ 1, ④ 4, ⑤ 2, ⑥ 3, ⑦ 4

15 ガス交換〈外呼吸 / 内呼吸〉

---□□□□ POINT
➤ 換気，外呼吸と内呼吸　　➤ ガス交換と運搬様式

Ⅰ．ガス交換と運搬

★呼吸器系の構成とガス交換部
1. 気道は鼻腔－咽頭－喉頭－気管－気管支－肺胞〈肺〉
2. 鼻腔は鼻前庭→総鼻道・上鼻道・中鼻道・下鼻道→後鼻孔
3. 鼻前庭は重層扁平上皮，以降の鼻道は鼻粘膜に覆われる
   （呼吸部：多列線毛円柱上皮，嗅部：嗅細胞）
4. 副鼻腔は前頭洞（中鼻道），上顎洞（中鼻道），篩骨洞（上・中鼻道），蝶形骨洞（上鼻道：鼻腔後上方）
5. 鼻涙管は下鼻道に開口　　左右総鼻道間には鼻中隔
6. 咽頭は咽頭鼻部，咽頭口部，咽頭口頭部　（上・中・下咽頭）
7. 上咽頭には咽頭扁桃，耳管，多列線毛円柱上皮
8. 中・下咽頭は重層扁平上皮　【咽頭の筋層：横紋筋】
9. 喉頭は甲状軟骨（1），披裂軟骨（2），輪状軟骨（1），喉頭蓋軟骨（1）
10. 気管は気管軟骨（軟骨壁：硝子軟骨，膜性壁：平滑筋），輪状靱帯
11. 主気管支→葉気管支→区域気管支→〈細気管支〉→終末細気管支→呼吸細気管支→肺胞管→肺胞嚢→肺胞
    〈気管分岐部：第5胸椎〉〈肺区域（区域気管支）：左右10区域〉
    〈葉気管支：右3/左2〉
12. 肺胞でガス交換：肺胞ガスと肺胞毛細血管間の単純拡散
    O_2 はヘモグロビン，CO_2 は血漿溶解

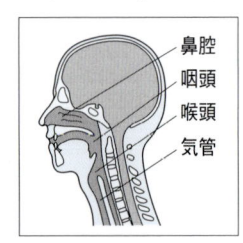

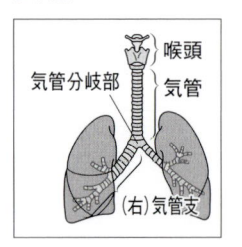

15. ガス交換〈外呼吸/内呼吸〉

コラム　肺は拡張しない，拡張させられる

　呼吸器系の主要な働きは肺でのガス交換ですが，肺に至る経路はとても長く，ここが狭まると呼吸が困難になります．鼻腔から咽頭，喉頭までを上気道と呼び，外気に含まれる大小の粉塵，微粒子や細菌などの病原体が鼻粘膜などによって捕捉され扁桃や嚥下機能によって多くが取り除かれます．鼻腔，咽頭，喉頭，気管，気管支の表面は大部分が多列線毛円柱上皮であり，粘膜に付着した微粒子などは咽頭側へと移動されます．嚥下によって飲み込まれ，胃の酸によって消化されます．

　鼻腔は嗅覚，咽頭は扁桃や耳管咽頭口，喉頭では発声など，ガス交換以外に欠かせない機能も有しています．下気道では，気管から気管支，さらなる分岐を繰り返す気管支樹を形成し，肺胞に達します．

　呼吸の中枢は延髄にあり，安静時呼吸（腹式呼吸）における吸気時は横隔膜の収縮，呼気時は横隔膜が弛緩します．努力的な呼吸（胸式呼吸）においては横隔膜に加えて，吸気時は外肋間筋，呼気時は内肋間筋が収縮します．さらに必要であれば大胸筋などの呼吸補助筋も収縮します．

　横隔膜の動きでは胸腔の下部にあるドーム上の横隔膜が下降することで胸腔が広がり吸気されます．一方，肋間筋の働きでは胸郭自体が上方へ持ち上げられることで，吸気されます．吸気のメカニズムとして共通するポイントは，胸腔の拡張に続いて，肺の拡張が行われ，外気が肺へと導かれることです．

　成長期に発生しやすい気胸のメカニズムは，主に骨の胸郭の成長が急速に進みますが，臓器である肺の成長が遅れる傾向があります．ある一定までの成長の差に対しては問題が発生しませんが，肺の伸張度合いが過剰になると，肺が破け，胸膜腔内に肺の空気が漏れ出て気胸となってしまう場合もあります．

⚠ キーワード・チェック

- ☐ 呼吸器　☐ 上/下気道　☐ 鼻腔　☐ 咽頭
- ☐ 喉頭　☐ 気管・気管支　☐ 肺胞　☐ 副鼻腔

Ⅱ. 外呼吸・内呼吸

★外呼吸は外部環境（肺胞）と内部環境（血液）
★内呼吸は血液と細胞

1. 呼吸運動は横隔膜と胸郭運動（肋間筋と補助筋）
2. 呼吸運動によって肺胞のガスが外気と交換（換気）
3. 外呼吸は，肺胞と肺胞毛細血管との間で拡散によるガス交換
4. 1回換気量：1回の呼吸量
   肺活量：1回換気量＋予備吸気＋呼気量
   全気量：肺活量＋残気量
5. CO_2 は血漿に溶解（$H_2CO_3 \rightarrow HCO_3^- + H^+$），酸性を示す
   （CO_2 が大量に溶けるとアシドーシス）
6. O_2 は赤血球のヘモグロビンに結合（HbO_2：酸化ヘモグロビン）
7. 酸素飽和度が高い部位（肺胞）では結合
   酸素飽和度が低い部位（末梢）では解離【ボーア効果】
8. 筋（線維）における O_2 の輸送は，ミオグロビン
   〈ヘモグロビンよりも O_2 と結合しやすい〉

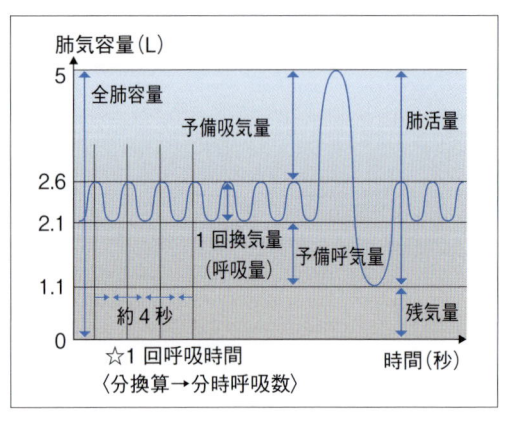

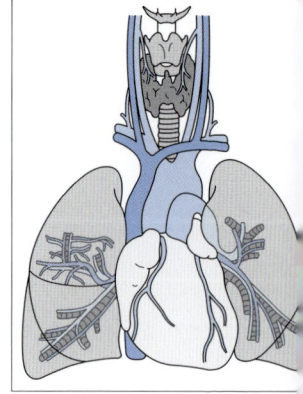

☆1回呼吸時間
〈分換算→分時呼吸数〉

15. ガス交換〈外呼吸/内呼吸〉

コラム　ペーハーって，水素イオンの量だよね

　呼吸運動によって取り込まれた外気は肺胞の空気と混ざり合って，肺胞の酸素濃度を上昇，二酸化炭素濃度を減少させます．肺胞の壁は，たった一層の扁平上皮である肺胞上皮細胞で構成され，その周囲を毛細血管が取り巻いています．肺胞のガスと毛細血管のガス濃度の差でガス交換が行われます．酸素は毛細血管へ，二酸化炭素は肺胞へと拡散によって移動します．酸素は赤血球のヘモグロビンと結合し，酸化ヘモグロビンとなり，二酸化炭素は大部分（約70%）が重炭酸イオンHCO_3^-となり血漿や赤血球によって運搬されます．さらにわずかですが，血漿へ物理的溶解によっても運搬されます．

　重炭酸イオンへの反応過程はとても重要で，血液，pH，呼吸器系を理解する上で欠かせません．$CO_2 + H_2O \rightarrow H_2CO_3$（炭酸）$\rightarrow H^+$（水素イオン）$+ HCO_3^-$（重炭酸イオン）．二酸化炭素が水に溶けると，炭酸水となり，それが水素イオンと重炭酸イオンになるという意味で，特に重要な要素はH^+です．なぜなら，pH（水素イオン濃度）そのものを指し，血中のH^+が増えるとpHは下降（酸性）し，H^+が減るとpHは上昇（アルカリ性）します．正常であれば，pHが下降すると呼吸回数を増やすことでCO_2を呼気ガスによって排出します．ヒトの血中pHは7.4±0.05で維持されており，この調節機構の1つが呼吸器系です．

　血液中ガスを受容する器官としては，呼吸調節中枢の延髄に化学受容器があり，特にCO_2の変化を直接感受し，これを呼吸により調節します．さらに頸動脈小体は，総頸動脈が内頸動脈と外頸動脈の分岐部に存在し，血中ガスである特にO_2をモニターし呼吸を調節します．

⚠ **キーワード・チェック**

- [ ] ガス交換
- [ ] 外呼吸
- [ ] 内呼吸
- [ ] pH
- [ ] 換気量
- [ ] 拡散
- [ ] ヘモグロビン

📝 練習問題〈正誤問題〉

誤問題は誤っている部位に下線をひき，正しい文章に直しなさい

- [ ] 1. 鼻軟骨は硝子軟骨で構成される
- [ ] 2. 上顎洞と前頭洞は上鼻道に開口する
- [ ] 3. 耳管開口部と耳管扁桃は中咽頭（咽頭口部）に位置する
- [ ] 4. 気管軟骨は硝子軟骨で構成される
- [ ] 5. 肺胞でのガス交換は浸透による
- [ ] 6. 二酸化炭素は血漿に化学的溶解して輸送される
- [ ] 7. 酸素は物理的溶解よりも化学的溶解での輸送のほうが大きい
- [ ] 8. 呼吸運動の中枢は延髄である
- [ ] 9. 換気状態が悪化すると，徐々に血液のpHが上昇する
- [ ] 10. 肺活量は予備吸気量と予備呼気量の和である
- [ ] 11. 誤嚥した異物は通常，右の気管支に入り込む
- [ ] 12. 加齢に伴い残気量が多くなると換気効率が低下する
- [ ] 13. 体温が低いほど，酸素の結合度は強くなる
- [ ] 14. 予備呼気量よりも予備吸気量の方が割合が高い
- [ ] 15. 筋におけるO_2輸送はミオグロビンが担当する

〈解答〉
1. 〇 2. ×：上鼻道→中鼻道 3. ×：中咽頭→上咽頭 4. 〇 5. ×：浸透→拡散 6. 〇 7. 〇 8. 〇 9. ×：上昇→下降 10. ×：予備吸気量と予備呼気量→予備吸気量と予備呼気量と1回換気量 11. 〇 12. 〇 13. 〇 14. 〇 15. 〇

★★ 過去国試問題 ★★

①吸息時に起こらないのはどれか（2013年）
1. 胸膜腔内圧の陽圧化　2. 横隔膜の収縮
3. 肺胞壁弾性力の増大　4. 肺胞内の陰圧化

②酸素を多く含む血液が流れているのはどれか（2013年）
1. 門脈　　　　　　　2. 肺静脈
3. 腎静脈　　　　　　4. 上大静脈

③呼吸中枢が存在するのはどれか（2012年）
1. 大脳皮質　　　　　2. 大脳基底核
3. 視床　　　　　　　4. 延髄

④拘束性換気障害で減少するのはどれか（2012年）
1. 1秒率　　　　　　2. 肺活量
3. 機能的残気量　　　4. 残気量

⑤喘息などの気道の閉塞性障害で低下するのはどれか（2011年）
1. 肺活量　　　　　　2. 努力肺活量
3. 1秒率　　　　　　4. 機能的残気量

⑥ヘモグロビンからの酸素解離を促進するのはどれか（2011年）
1. 酸素分圧上昇　　　2. 二酸化炭素分圧低下
3. 低温　　　　　　　4. アシドーシス

⑦O_2消費量が10l/時間，CO_2排出量が7l/時間であるとき，呼吸商はいくらか（2011年）
1. 0.7　　　　　　　2. 1.4
3. 3.0　　　　　　　4. 7.0

⑧安静呼吸で誤っているのはどれか（2010年）
1. 肺胞内圧は吸息時には陰性である
2. 胸膜腔内圧は吸息時には陰性である
3. 肺胞内圧は呼息時には陽圧である
4. 胸膜腔内圧は呼息時には陽圧である

〈解答〉
①1，②2，③4，④2，⑤3，⑥4，⑦1，⑧4

16 尿の生成

□□□□ POINT
- 腎臓における濾過，再吸収，分泌過程
- 尿量（血圧）調節とホルモン
- 排尿システム

Ⅰ．原尿と尿生成

★腎単位（ネフロン）とその機能

1. 腎臓は皮質と髄質
2. ネフロンは腎小体と尿細管
3. 腎小体は，腎糸球体とボーマン嚢〈原尿生成：濾過〉
4. 尿細管は近位尿細管，ヘンレループ，遠位尿細管〈再吸収，分泌〉
5. 遠位集合管→集合管→腎盂→尿管→膀胱→尿道
6. 濾過：糸球体毛細血管からボーマン嚢への限外濾過
   （限外濾過：小分子は濾過されるが，大分子は濾過されない）
7. 濾過量は糸球体毛細血管の血圧−浸透圧
   ★血圧が低下すると濾過量が減少（レニン分泌）
8. 1日の濾過量は 150 〜 200L 程度（約 99％ は再吸収）
9. 近位尿細管での再吸収（水の約 80％，Na^+，Cl^-）
10. ヘンレループ，遠位尿細管，集合管での再吸収
    （水の約 20％，Na^+，Cl^-）
11. アルドステロンは遠位尿細管，集合管での Na^+ の再吸収を増加
    ⇔心房性ナトリウム利尿ペプチド（ANP）は Na^+ の再吸収抑制
    〈アルドステロンの拮抗作用〉
12. バゾプレッシンは集合管での水の再吸収を増加
    アルドステロン，バゾプレッシン＝血圧上昇
    心房性ナトリウム利尿ペプチド＝血圧低下

16. 尿の生成

コラム 尿生成の奇跡

　腎臓は意外なほど様々な機能を有しています．尿の生成により，代謝などによってつくられた老廃物を排泄するだけでなく，体液の恒常性を維持したり，ホルモン分泌やビタミンDの活性化にも関与しています．

　尿の生成の第一段階は腎小体での限外濾過で，血中の水を引き込む膠質浸透圧に対して水を押し出す駆動力となる血圧が欠かせません．そのため，腎臓は血圧調節器官の1つでもあります．腎糸球体毛細血管の入り口の輸入細動脈の壁には傍糸球体細胞（装置）があり，血圧低下に伴い，レニンを分泌します．レニンは分解酵素として働き，アンジオテンシノーゲンをアンジオテンシンⅠにします．アンジオテンシンⅠはアンジオテンシン変換酵素（ACE）によってアンジオテンシンⅡとなり，これが血圧を上昇させます．レニン－アンジオテンシン系によって血圧を上昇させることで腎臓の尿生成機能を維持していると考えるとよいかもしれません．

　膠質浸透圧に勝る血圧によって限外濾過された原尿は，1日で約180Lとなり，これを再吸収しないと身体は短時間でミイラとなってしまいます．原尿のおよそ99％は血中に再吸収されます．限外濾過により血漿タンパク以外の多くの物質がボーマン嚢から尿細管へと流れますが，水やNa^+などの主要な物質は血中へと再び再吸収されます．

　特に水は重要で，水を失うことで血液量が減り，血圧が減少します．そのために，水の再吸収は，他の電解質同様に重要です．ネフロン（腎単位）における水の再吸収においては，近位尿細管が最も割合が多いです．近位尿細管では多くのNa^+イオンの再吸収が行われますが，これに伴って水も受動的に移動します．さらに，集合管にはアクアポリン（水チャネル）が存在しており，バゾプレッシンによって水の再吸収が促進され，抗利尿作用を引き起こします．

⚠ キーワード・チェック

- ☐ ネフロン　　☐ 腎小体　　　　☐ 尿細管
- ☐ 集合管　　　☐ アルドステロン　☐ バゾプレッシン
- ☐ レニン

Ⅱ. 尿の成分と排尿システム

★膀胱は自律神経の二重神経支配

★排尿反射の中枢は橋と仙髄

1. 再吸収される主な物質は Na^+, Cl^-, グルコース, アミノ酸など
2. グルコース, アミノ酸は近位尿細管でほぼ全て再吸収
   〔最大輸送量（再吸収能）を超えると尿糖やアミノ酸尿〕
3. H^+, K^+ は尿細管で分泌
4. H^+ が尿細管に分泌されると, 毛細血管へ HCO_3^- が移動
   （体液 pH 維持）
5. K^+ は濾過後, 再吸収されるが遠位尿細管で再び分泌
   アシドーシス：尿中 K^+ 減少
   アルカローシス：尿中 K^+ 増大
6. グルコース, アミノ酸, タンパクなどは尿中にほぼ含まれない
7. 代謝産物（尿素, 尿酸, クレアチニンなど）は血中よりも濃縮
8. 尿は腎臓の腎盂から, 尿管のぜん動運動によって膀胱へ送られる
9. 膀胱壁の伸展受容器の興奮が副交感神経を介し仙髄へ伝達
10. 副交感神経（骨盤神経）は排尿筋を興奮・収縮
11. 副交感神経（骨盤神経）は内尿道括約筋を弛緩
12. 体性神経：仙髄運動神経（陰部神経）抑制は外尿道括約筋弛緩
    （排尿は膀胱伸展受容器の興奮と副交感神経の刺激による）

16. 尿の生成

コラム 尿から病気を知る

　腎臓は尿を生成することで，身体の様々な代謝によって作られた老廃物を排泄したり，体液のpHを維持するなど，生命維持に不可欠な器官の1つです．腎臓は単に尿を生成するだけでなく，他の臓器の状態を伝えることも可能です．

　肝臓も様々な機能を有しており，その1つに胆汁分泌があります．

　胆汁は胆汁色素により黄金色に輝いて見えますが，この主成分はビリルビンで主に脾臓で破壊された赤血球の血色素（ヘモグロビン）が分解されることによって生じます．これは脂溶性のために，血漿アルブミンと結合することで間接ビリルビンとして血液循環します．肝臓でグルクロン酸と抱合しグルクロン酸ビリルビン，すなわち直接ビリルビンとなり水溶性のビリルビンとしてほとんどが胆汁となり，十二指腸に放出されます．直接ビリルビンは大腸の細菌叢でウロビリノゲンとなって糞便に特徴な色として大部分は排泄されます．一部分は大腸からの再吸収を受けて血中へと戻り，肝臓から再び胆汁として排泄されます．これを腸肝循環と呼びます．直接ビリルビンとウロビリノゲンは水溶性なので，腎臓での濾過を受けて，尿中排泄もできる．通常はわずかですが，肝臓の機能や胆汁分泌が損なわれたり，過剰に赤血球が破壊されると，結果的に直接ビリルビンが増加し，尿中ビリルビンが陽性となります．色素成分が濃くなるので，尿も濃縮されます．さらに，肝臓の機能が著しく障害されたり，胆道が閉鎖すると，全身性に黄疸が認められるようになります．

　胆道が正常であれば，尿中ビリルビンが上昇するとウロビリノゲンも上昇しますが，胆道が閉鎖された場合は，胆汁が腸管に排泄できないことからウロビリノゲンが作られずに尿中ウロビリノゲン値が陰性となります．

⚠ キーワード・チェック

☐ 排尿中枢　　☐ Na^+再吸収　　☐ グルコース再吸収
☐ H^+分泌　　☐ 副交感神経　　☐ 体性神経

練習問題〈正誤問題〉

誤問題は誤っている部位に下線をひき,正しい文章に直しなさい

- ☐ 1. ナトリウムイオンは近位尿細管で能動的に再吸収される
- ☐ 2. バゾプレッシンは利尿作用をもつ
- ☐ 3. 腎臓は内分泌器官でない
- ☐ 4. 腎小体は腎臓の皮質と髄質に存在する
- ☐ 5. 腎機能の低下で代謝性アルカローシスとなる
- ☐ 6. 正常な尿にクレアチンは含まれない
- ☐ 7. グルコースやアミノ酸は集合管で全て吸収される
- ☐ 8. 腎小体での濾過は血圧が低下すると濾過量が増大する
- ☐ 9. レニンは血圧が低下すると分泌され,バゾプレッシン分泌を促す
- ☐ 10. 排尿中枢は仙髄にある
- ☐ 11. アンジオテンシンは遠位集合管,集合管での Na^+ 再吸収を調節している
- ☐ 12. 心房性ナトリウム利尿ペプチド(ANP)は尿量を低下させる
- ☐ 13. ネフロンは腎臓の皮質に存在する
- ☐ 14. 糸球体における原尿生成は,限外ろ過である
- ☐ 15. バゾプレッシンによって血液量が増える

〈解答〉
1. ○ 2. ×:利尿作用→抗利尿作用 3. ×:内分泌器官でない→内分泌器官である(エリスロポエチン) 4. ×:皮質と髄質→皮質 5. ×:代謝性アルカローシス→代謝性アシドーシス 6. ○ 7. ×:集合管→近位尿細管 8. ×:増大→低下 9. ×:バゾプレッシン→アンジオテンシン,アルドステロン 10. ○(ただし橋にもある) 11. ×:アンジオテンシン→アルドステロン 12. ×:低下→増大 13. ×:皮質→皮質・髄質 14. ○ 15. ○

16. 尿の生成

★★ 過去国試問題 ★★

①寿命を終えた赤血球を破壊する主な臓器はどれか（2013年）
  1. 脾臓　　　　　　　　　　2. 骨髄
  3. 心臓　　　　　　　　　　4. 腎臓

②腎動脈血と腎静脈血の間で最も濃度変化の大きい物質はどれか（2013年）
  1. クレアチニン　　　　　　2. ナトリウムイオン
  3. アルブミン　　　　　　　4. カルシウムイオン

③近位尿細管で受動的に再吸収されるのはどれか（2012年）
  1. ナトリウムイオン　　　　2. クレアチニン
  3. グルコース　　　　　　　4. 水

④腎臓に作用しないのはどれか（2012年）
  1. アルドステロン　　　　　2. エリスロポエチン
  3. 心房性ナトリウム利尿ペプチド　4. バゾプレッシン

⑤尿細管から再吸収された物質が通過するのはどれか（2011年）
  1. リンパ管　　　　　　　　2. 尿管
  3. 腎動脈　　　　　　　　　4. 腎静脈

⑥胆汁色素のヘモグロビンからの代謝経路で正しいのはどれか（2011年）
  1. 間接ビリルビン→直接ビリルビン→ウロビリノゲン
  2. 直接ビリルビン→間接ビリルビン→ウロビリノゲン
  3. 間接ビリルビン→ウロビリノゲン→直接ビリルビン
  4. ウロビリノゲン→間接ビリルビン→直接ビリルビン

⑦尿の浸透圧が上昇するのはどれか（2011年）
  1. 水分摂取の増加　　　　　2. 発汗の亢進
  3. バゾプレッシン分泌の低下　4. アルドステロン分泌の亢進

⑧尿細管から分泌されるのはどれか（2011年）
  1. 水素イオン　　　　　　　2. ブドウ糖
  3. ナトリウムイオン　　　　4. イヌリン

〈解答〉
① 1, ② 1, ③ 4, ④ 2, ⑤ 4, ⑥ 1, ⑦ 2, ⑧ 1

17 化学伝達物質：内分泌

□□□□ POINT

- ホルモンは血中を介し，標的細胞を刺激
- ホルモンは水溶性・脂溶性ホルモンに分類
- 視床下部ホルモンとそれ以外のホルモンに大別

Ⅰ．内分泌定義と化学伝達物質

★内分泌の種類と組成，その作用
1. ホルモンの種類は，アミノ酸誘導体，ペプチド，ステロイド
2. アミノ酸誘導体は前駆体アミノ酸から細胞内酵素を利用して合成
3. ペプチドホルモンはタンパク合成と同様の過程で生成
4. ステロイドホルモンはコレステロールから合成〈副腎・性腺〉
5. 狭義の内分泌：ホルモンが血中を介し，標的細胞に刺激
6. 広義の内分泌：パラクリン（傍分泌），オートクリン（自己分泌），神経伝達物質，サイトカインなどを含む
7. アミノ酸誘導体とペプチドホルモンは水溶性，細胞膜受容体
8. ステロイドホルモンは脂溶性，漏出分泌，細胞内受容体

ホルモンの半減期

アミノ酸誘導体
水溶性：カテコールアミン類⇒極短〈1分〉
脂溶性：甲状腺ホルモン T_4 ⇒長〈1週〉
T_3 ⇒長〈1日〉

ペプチド（水溶性）⇒短〈5〜60分〉

ステロイド（脂溶性）
遊離型（結合蛋白なし）⇒ 10〜30分
結合型（結合蛋白あり）⇒ 60〜100分
結合蛋白＝アルブミン

☆数字は目安

17. 化学伝達物質：内分泌

コラム ホルモン焼きを食べるとアドレナリンが…

　涙や唾液などの外分泌と区別される内分泌は"ホルモン"と呼ばれる様々な化学伝達物質により，特定の受容体をもつ他の細胞や器官が刺激され，情報伝達が行われています．神経系のシナプス部においても化学伝達物質を介した情報伝達という意味で，内分泌系と似ていますが，ホルモンの多くは血液を介して遠方の細胞を刺激しています．アドレナリンやノルアドレナリンは神経系の神経伝達物質である一方で，内分泌（腺）器官より血中に分泌されることでホルモンにもなり得る共通した化学物質です．

　神経伝達物質としてのアドレナリンは，シナプス間隙と呼ばれるとても狭い空間に放出され，隣接した細胞のシナプス後膜で受容され，刺激します．そのために，情報伝達は瞬間的，局所的に行われます．これが神経性調節です．

　副腎髄質から放出されるアドレナリンは，血管を介して血液中で全身を循環します．全身にアドレナリンの受容体がありますので，これらの細胞を刺激することで，気管支拡張作用や心機能の亢進，全身の血管を収縮し血圧を上昇させます．これを液性調節と呼んでいます．神経性調節は一瞬ですが，液性調節は遅効的で持続的です．

　そのため，アドレナリンを含むストレスホルモンの影響は，ストレスから解放されたとしてもその影響が長引く傾向があります．さらに薬物としてもアドレナリンは血圧を上昇させるために用いられています．

⚠ キーワード・チェック

- ☐ ホルモン　　☐ 受容体　　☐ ペプチドホルモン
- ☐ ステロイドホルモン　　☐ アミノ酸誘導体

Ⅱ．内分泌の調節

★内分泌腺は視床下部に調節されるものと，それ以外が存在
1. 内分泌系の最上位の中枢は視床下部
2. 下垂体は視床下部によって調節
   〈前葉：腺性下垂体⇔下垂体門脈系　後葉：神経性下垂体⇔神経分泌〉
3. 下垂体前葉ホルモン
   〈単純蛋白ペプチド：GH，PRL，ACTH〉〈糖蛋白：TSH，FSH，LH〉
   GH＝成長促進作用，代謝促進作用
   PRL＝乳汁産生・分泌促進
   ACTH＝副腎皮質を刺激
   （束状層〈糖質コルチコイド〉，網状層〈副腎アンドロジェン〉）
   TSH＝甲状腺ホルモン分泌促進
   FSH，LH＝♂精子形成，♀卵胞発育
4. 下垂体後葉ホルモン
   オキシトシン＝乳汁射出，子宮収縮
   バゾプレッシン＝抗利尿作用
5. 非視床下部ホルモン
   〈甲状腺（カルシトニン），副甲状腺，膵島，副腎髄質など〉
   PTH（副甲状腺）＝血中 Ca 濃度を上昇　【PTH⇔カルシトニン】
   カルシトニン（甲状腺）＝血中 Ca 濃度を低下
   ビタミン D＝血中 Ca 濃度を増加，腸管吸収促進
   ★ビタミン D の活性化には紫外線が必要
6. 膵島ホルモン A 細胞（グルカゴン）＝血糖上昇
   　　　　　　　B 細胞（インスリン）＝血糖下降
   　　　　　　　D 細胞（ソマトスタチン）＝ GH，インスリンなど抑制
7. 副腎髄質ホルモン（アミノ酸誘導体）
   カテコールアミン〈アドレナリン，ノルアドレナリン〉を分泌
8. 調節：フィードバック，サーカディアンリズム，ストレス

17. 化学伝達物質：内分泌

コラム: ホルモンは 3 つだったら覚えられるのに

　ホルモンを大別するとペプチドホルモン，ステロイドホルモン，アミノ酸誘導体の 3 種になります．

　ペプチドホルモンは"タンパク合成"のシステムによって作られたタンパクで，単純なアミノ酸の結合と考えるとよいでしょう．ちなみに，たんぱく質ですので"水溶性"です．

　ステロイドホルモンはコレステロールを原材料に滑面小胞体で作られた物質で"脂溶性"です．

　ペプチドホルモンとステロイドホルモンは水と油の関係で理解すると分かりやすくなります．水は細胞膜を容易に通過できませんが，油は可能です．皮膚に塗る軟膏をイメージするとベトベトを思い出すことでしょう．脂溶性の物質は水溶性よりも細胞膜を透過しやすく，とりわけステロイド軟膏ですとステロイド自体が脂質ですので，皮膚を介して吸収がしやすくなります．ペプチドホルモンは水溶性であるために細胞膜の通過が難しいので，その受容体は細胞膜の表面にあります．逆にステロイドホルモンは脂溶性で，細胞膜を通過しますので，受容体は細胞内，細胞質や核に存在します．

　アミノ酸誘導体は，アミノ酸（チロシン）から合成されます．神経伝達物質のカテコールアミン（アドレナリン，ノルアドレナリン，ドーパミン）や甲状腺ホルモンが含まれ，水溶性ホルモンです．

　視床下部から下垂体，各器官へのホルモン，膵島ホルモンなどの身体の多くのホルモンはペプチドホルモンです．副腎皮質や性腺ホルモンはステロイドホルモン，副腎髄質ホルモンはアミノ酸誘導体です．

⚠️ キーワード・チェック

- ☐ 内分泌中枢
- ☐ 視床下部－下垂体系ホルモン
- ☐ ゴナドトロピン
- ☐ 膵島ホルモン
- ☐ Ca 代謝ホルモン

練習問題〈正誤問題〉

誤問題は誤っている部位に下線をひき，正しい文章に直しなさい

- [ ] 1. ペプチドホルモンは内分泌細胞内では分泌顆粒に含まれ，水溶性である
- [ ] 2. 甲状腺ホルモンを除くアミノ酸誘導体に属するホルモンの受容体は細胞内にある
- [ ] 3. ステロイドホルモンの材料はタンパクである
- [ ] 4. ステロイドホルモンは下垂体前葉から分泌される
- [ ] 5. 内分泌器官の上位中枢は視床である
- [ ] 6. カルシトニンは，血中カルシウムイオン濃度を上昇させる
- [ ] 7. 膵臓のA細胞はインスリンを分泌する
- [ ] 8. 副腎髄質ホルモンは神経分泌型である
- [ ] 9. レニンは肝臓で分泌され，副腎皮質からのアルドステロンの放出を促す
- [ ] 10. タンパクと結合するホルモンの半減期は比較的長い
- [ ] 11. 多くのアミノ酸誘導体とペプチドホルモンは水溶性である
- [ ] 12. 下垂体前葉ホルモンのGH（成長ホルモン）はステロイドホルモンである
- [ ] 13. 閉経後，ゴナドトロピン分泌は増大する
- [ ] 14. カテコールアミンは血圧を低下させる
- [ ] 15. アドレナリン，グルカゴンは血糖値を上昇させる

〈解答〉
1. ○ 2. ×：細胞内→細胞膜 3. ×：タンパク→コレステロール 4. ×：分泌される→分泌されない（副腎皮質，性腺） 5. ×：視床→視床下部 6. ×：上昇→下降 7. ×：インスリン→グルカゴン 8. ○ 9. ×：肝臓→腎臓 10. ○ 11. ○（甲状腺ホルモンを除く） 12. ×：ステロイド→ペプチド 13. ○ 14. ×：低下→上昇 15. ○

17. 化学伝達物質：内分泌

★★ 過去国試問題 ★★

①下垂体前葉ホルモンはどれか（2013年）
1. オキシトシン　　2. サイロキシン
3. ノルアドレナリン　4. プロラクチン

②ビタミンDの活性化に重要な太陽光線はどれか（2013年）
1. 紫外線　　　　2. 赤外線
3. 可視光線　　　4. エックス線

③ステロイドホルモンはどれか（2013年）
1. アドレナリン　　2. インスリン
3. エストロゲン　　4. オキシトシン

④神経分泌される下垂体ホルモンはどれか（2012年）
1. 成長ホルモン　　2. バゾプレッシン
3. プロラクチン　　4. 卵胞刺激ホルモン

⑤受容体が細胞内にあるホルモンはどれか（2012年）
1. アルドステロン　2. ゴナドトロピン
3. バゾプレッシン　4. レニン

⑥ビタミンDが消化管での吸収に関与するのはどれか（2012年）
1. カルシウム　　　2. 鉄
3. 銅　　　　　　　4. マグネシウム

⑦ホルモンの作用経路はどれか（2011年）
1. 消化液　　　　　2. リンパ液
3. 間質液　　　　　4. 血液

⑧上皮小体（副甲状腺）が血中濃度の調節に関与している電解質はどれか（2011年）
1. Na^+　　　　　2. Ca^{2+}
3. K^+　　　　　　4. Cl^-

⑨体内でステロイドホルモンの原料となるのはどれか（2011年）
1. トリグリセリド　2. コレステロール
3. リン脂質　　　　4. 糖脂質

⑩外分泌機能と内分泌機能の両方を有するのはどれか（2011年）
1. 膵臓　　　　　　2. 視床下部
3. 副腎髄質　　　　4. 乳腺

〈解答〉
①4，②1，③3，④2，⑤1，⑥1，⑦4，⑧2，⑨2，⑩1

18 生殖器とホルモン

□□□□ POINT

- 男性と女性の性ホルモンと役割
- 男性の精子形成とホルモン
- 女性の卵の形成とホルモン
- 女性の卵巣－子宮周期とホルモン

Ⅰ. 男性の性ホルモン作用

★精巣の間質細胞からアンドロジェン（テストステロン）が分泌

1. アンドロジェンはステロイドホルモン
2. アンドロジェンの大部分はアルブミンなどの血漿タンパクに結合し，遊離型アンドロジェンが生理作用
3. アンドロジェンの生理作用は生殖期の二次性徴，精子形成，ゴナドトロピンの抑制，胎児期性分化
4. 精子形成では，FSH（卵胞刺激ホルモン）が精祖細胞の分裂・増殖を刺激，セルトリ細胞からアンドロジェン結合蛋白分泌
5. LH（黄体化ホルモン）はライディッヒ細胞（間質細胞）に受容され，テストステロンを産生分泌
6. テストステロンはセルトリ細胞でより強力なDHT（ジヒドロテストステロン）に変換
7. DHT，テストステロンはアンドロジェン結合蛋白（ABP）と結合，精細管のアンドロジェン濃度を維持
8. アンドロジェン濃度の持続により，精子形成を維持
9. FSHは精子細胞から精子への変換に必須

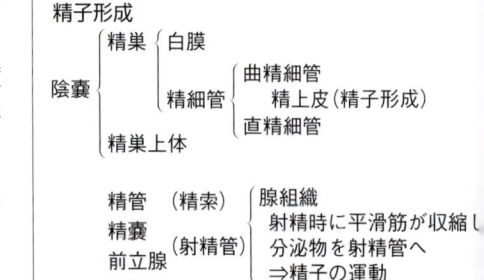

```
精子形成
      ┌ 精巣 ┌ 白膜
      │     │       ┌ 曲精細管
陰嚢 ┤     └ 精細管 ┤   精上皮（精子形成）
      │             └ 直精細管
      └ 精巣上体

      精管  （精索）  ┐ 腺組織
      精嚢           │ 射精時に平滑筋が収縮し
             （射精管）┤ 分泌物を射精管へ
      前立腺          │ ⇒精子の運動
      尿道           ┘
```

18. 生殖器とホルモン

コラム 精子を作ろう

　精子は精巣で作られるが，その中の曲精細管でのみ精子形成が成されています．精細管の内部には2つの細胞が存在しており，1つは精子となる精上皮（精細胞）で，基底（外側）から精原（粗）細胞，精母細胞，精子細胞，精子の順に並んでいます．これら精細胞は精原細胞を始まりとして，分化が進むことで，最も管腔面側の精子へと成長します．もう1つの細胞はセルトリ細胞で，これは精子の成長を支える細胞で，精細胞に栄養を与えています．

　他に重要な細胞は，精細管の外で，精細管と精細管の間にあるライディッヒ細胞（間細胞：ライディッヒ間細胞とすると覚えやすい）で，男性ホルモンであるテストステロンを分泌しています．男性ホルモンの総称を"アンドロジェン"と呼びます．アンドロジェンは精巣で大部分がテストステロンとして分泌されますが，一部は性差に関わらず，副腎皮質からも分泌されます．

　ライディッヒ細胞はLH，セルトリ細胞はFSHに対する受容体をそれぞれ持ちます．下垂体前葉からのLH分泌はライディッヒ細胞を刺激し，アンドロジェン合成と分泌を促進させ，FSHはセルトリ細胞を刺激し，精子形成の維持に作用しています．

　精原細胞が分化することで精子が形成されますが，この過程においてもホルモンが重要です．精原細胞の増殖や分化によって，最終的に精子となるにはFSHやアンドロジェンが必要とされ，これらのホルモンは，セルトリ細胞に作用し，精子形成を維持すると考えられています．

⚠ キーワード・チェック

- ☐ 男性ホルモン　☐ アンドロジェン　☐ テストステロン
- ☐ FSH　☐ LH　☐ ライディッヒ細胞　☐ セルトリ細胞

Ⅱ. 女性の性ホルモン作用

★女性生殖器（卵巣・子宮）はホルモンによる周期を持つ

1. 卵巣周期は卵胞期－排卵－黄体期
2. 子宮周期は月経期－増殖期－分泌期
3. 性腺刺激ホルモンは卵胞を刺激し，グラーフ（成熟）卵胞とする
4. 卵胞からエストロジェンが分泌，卵胞細胞を増殖させ，卵胞期後期にピークとなる
5. エストロジェンは子宮内膜の増加を引き起こす
6. 下垂体からLHが大量放出され，排卵を誘発
7. 排卵後，卵胞は黄体を形成，プロジェステロンの分泌が開始
8. プロジェステロンとエストラジオールによって子宮内膜は分泌期となり着床を待つ
9. 黄体の退縮と共に卵巣ホルモンの分泌が低下し，子宮内膜の螺旋動脈が閉塞し，月経
10. 妊娠（着床）すると，hCG（ヒト絨毛性ゴナドトロピン）が分泌
11. hCGは黄体を維持し，プロジェステロンの分泌継続
12. 妊娠しない場合は黄体が退縮し，白体（線維化）となる

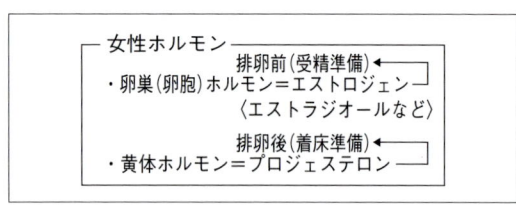

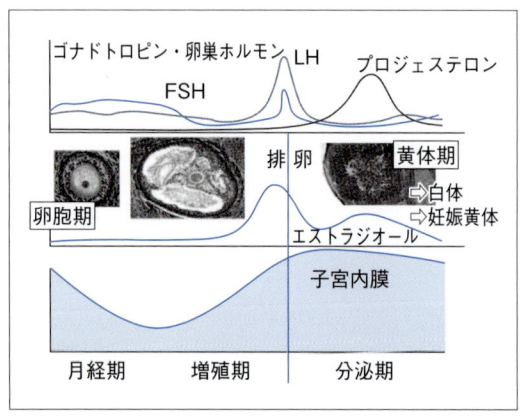

```
─── 女性ホルモン ───
                        排卵前(受精準備)◄─┐
・卵巣(卵胞)ホルモン＝エストロジェン ──┘
  〈エストラジオールなど〉
                        排卵後(着床準備)◄─┐
・黄体ホルモン＝プロジェステロン ────────┘
```

18. 生殖器とホルモン

コラム： 卵を産もう

　月経周期とホルモンの関係は密接で，最初の"卵胞期"においては下垂体前葉ホルモンである FSH（性腺刺激ホルモン）の刺激で卵巣の卵胞を栄養する卵胞上皮細胞が増殖します．その後，顆粒細胞と名前が変わり，卵胞腔も徐々に広く，卵胞液が認められるようになります．顆粒細胞などからはエストラジオールというホルモンが分泌され，排卵直前で急激に増加してきます．

　次の"排卵期"においては，FSH と特に LH の急激な分泌増加が起こり（LH サージ），成熟（グラーフ）卵胞は破裂し，排卵が行われます．

　"黄体期"は，顆粒細胞などが黄体細胞となり，ここからプロジェステロン，エストロジェンが分泌され，この影響で子宮粘膜は肥厚し，粘液を分泌し，受精卵の着床を促します．

　受精卵が着床すると，黄体からのホルモンは分泌を続けますが，妊娠が成立しない場合は，黄体が退縮し，これらのホルモン分泌が低下することで月経が誘発され，子宮粘膜が脱落します．

　受精卵が着床すると，直ちに胎盤形成が始まります．胎盤の絨毛からはヒト絨毛性ゴナドトロピン（hCG）が分泌され，妊娠黄体からのプロジェステロンやエストロジェン分泌を促進させます．hCG が尿中排泄されると妊娠検査薬での陽性反応となります．このホルモンは妊娠 7〜8 週でピークを迎えた後は分泌が下降し，その後はヒト絨毛性乳腺刺激ホルモン（hCS）が分泌されます．

　一方，閉経すると卵巣ホルモン分泌低下によって視床下部−下垂体からゴナドトロピンが分泌されてこれが上昇します．

⚠️ キーワード・チェック

- ☐ 女性ホルモン　　☐ 卵巣周期　　☐ 子宮周期
- ☐ 排卵　　　　　　☐ 妊娠　　　　☐ エストロジェン
- ☐ プロジェステロン

練習問題〈正誤問題〉

誤問題は誤っている部位に下線をひき，正しい文章に直しなさい

- [ ] 1. 精巣の間質細胞から分泌されるホルモンはステロイドホルモンである
- [ ] 2. アンドロジェンはホルモンと結合して輸送される
- [ ] 3. 精子形成は精巣の直精細管で作られる
- [ ] 4. 精巣と精細管が陰嚢に位置する
- [ ] 5. 下垂体前葉のゴナドトロピンは，卵の成熟をうながす
- [ ] 6. エストロジェンの分泌量は排卵直後に最大となる
- [ ] 7. 排卵後に分泌量が増えるホルモンはプロジェステロンである
- [ ] 8. 一般的な妊娠判定は受精卵が着床して hCG が放出すると陽性となる
- [ ] 9. 排卵後の卵巣では，妊娠すると白体，妊娠しないと黄体が形成される
- [ ] 10. 精子中の Y 染色体は全ての精子に含まれる
- [ ] 11. アンドロジェンはペプチドホルモンである
- [ ] 12. アンドロジェンは精子の成熟に関わっている
- [ ] 13. ライジッヒ細胞からはインヒビンが合成分泌される
- [ ] 14. 精子の運動エネルギー源はたんぱく質である
- [ ] 15. 射精中枢は脳幹にある

〈解答〉
1. ○ 2. ×：ホルモン→アンドロジェン結合蛋白 3. ×：直精細管→曲精細管 4. ×：精細管→精巣上体 5. ○ 6. ×：直後→直前 7. ○ 8. ○ 9. ×：白体→黄体，黄体→白体 10. ×：全ての→半数の 11. ×：ペプチド→ステロイド 12. ○ 13. ×：インヒビン→アンドロジェン 14. ×：たんぱく質→果糖（精嚢から分泌） 15. ×：脳幹→下部腰髄から仙髄

18. 生殖器とホルモン

★★ 過去国試問題 ★★

①閉経によって上昇するホルモンはどれか（2013年）
 1. エストロゲン　　　　　2. 糖質コルチコイド
 3. ゴナドトロピン　　　　4. バゾプレッシン

②テストステロンの生理的作用はどれか（2012年）
 1. 血糖値下降　　　　　　2. 筋肉増強
 3. 浸透圧上昇　　　　　　4. 体温低下

③胎盤の機能で誤っているのはどれか（2011年）
 1. 老廃物の排泄　　　　　2. ガス交換
 3. ホルモンの産生　　　　4. 血球の産生

④思春期における変化で誤っているのはどれか（2010年）
 1. 女性は皮下脂肪が増加する　　2. 男性は変声する
 3. 卵巣の原始卵胞数が増加する　4. 精巣の精子が増加する

⑤エストロゲンの生理作用で誤っているのはどれか（2009年）
 1. 骨形成を促進する　　　2. 体温を上昇させる
 3. 子宮内膜を増殖させる　4. 卵胞を発育させる

⑥正しいのはどれか（2009年）
 1. 卵巣は卵巣堤索と固有卵巣索とで支持される
 2. 卵巣の表面は白膜で覆われる
 3. 黄体が退縮すると赤体になる
 4. 黄体ホルモン（プロゲステロン）は卵胞膜から分泌される

⑦テストステロンの作用でないのはどれか（2008年）
 1. 精子形成を促進する　　　2. ゴナドトロピン合成を促進する
 3. 頭髪の生え際を後退させる　4. 骨格筋を発達させる

〈解答〉
① 3，② 2，③ 4，④ 3，⑤ 2，⑥ 1，⑦ 2

19 代謝と体熱

```
━━━━━ POINT
▶ 代謝とは同化と異化
▶ 三大栄養素とは糖質, 脂質, たんぱく質
▶ 体熱の発生と放散
▶ 体温の調節機構
```

Ⅰ. エネルギー

★ ATP（アデノシン三リン酸）が主要なエネルギー源
1. ATP はリンが高エネルギーのリン酸結合
2. リンが ATP から分解するとエネルギーが放出
3. ATP 生成の源は栄養素で, 主に糖質と脂質の分解で供給
4. ATP 生成はクエン酸回路が主体で電子伝達系と合わせて効果的に合成
    （1 モルのグルコースから 38 分子の ATP）
5. 3 つのエネルギー産生機構
    ①クレアチンリン酸
    ②乳酸性機構（解糖）
    ③好気性エネルギー産生機構（内呼吸）
6. 糖質（グルコース）からの ATP 合成経路は,
    嫌気（無酸素）的には解糖（乳酸）
    好気（有酸素）的にはクエン酸回路（水と二酸化炭素）
7. 脂質（脂肪酸）はβ酸化され, アセチル CoA となりクエン酸回路
8. 基礎代謝は覚醒時における生命維持に必要な最小代謝量
    睡眠代謝＜基礎代謝＜食事誘発性産熱反応＜労作時代謝

コラム 熱産生

　熱は代謝の盛んな器官で産生され，安静時では肝臓など内臓器官，運動時は筋などの器官が主な熱源となります．食物摂取によって，消化，吸収，代謝する過程でエネルギーを消費する一方で熱も放出され，食事によるこの現象を食事誘発性産熱反応（特異動的作用）と呼んでいます．

　身体活動などにより，熱量が多く発生することで，体温は上昇します．これに対し，放熱で体温調節しています．低温環境下等の条件で体温が低下すると，体温を上昇させる機構が必要となります．

　体温調節のための熱産生は，"ふるえ"と"非ふるえ熱産生"があります．

　ふるえ（悪寒戦慄）は，筋緊張が高まることによるふるえで，骨格筋群の細かい周期の律動的な収縮が繰り返される現象です．骨格筋は特に熱産生が効率的に行われるので，筋収縮を繰り返し引き起こすことによって体温調節を行っています．

　非ふるえ熱産生とは，ふるえ（骨格筋の収縮）以外の熱産生機構で，その中でも交感神経の刺激によって生じる褐色脂肪組織の活性化です．褐色脂肪組織で脂肪酸が代謝されることによって起こる発熱現象だと考えられています．他の非ふるえ熱産生としては，代謝による熱産生に関わるホルモンの存在で，甲状腺ホルモンや副腎ホルモンなどがあげられます．

⚠ キーワード・チェック

- □ 代謝　□ ATP　□ 熱　□ 糖質代謝
- □ 脂質代謝　□ 基礎代謝　□ 体温　□ ふるえ

Ⅱ. 体熱とホメオスタシス

★体熱は一定の範囲に調節

1. 体温の維持は代謝に欠かせない各酵素を守る（酵素の至適温度）
2. 体温は体表で低く，内臓や深部で高く，特に肝臓や筋で高い
3. 体温は早朝に低く，夕方に高温となる（日周期リズム）
4. 日周期リズムは新生児期・乳児では認められず，2歳以降で明瞭
5. 体温には年齢差があり，新生児・乳児では外気温に左右される
6. 老年期は体温が低温傾向
7. 熱産生には，ふるえ熱産生，非ふるえ熱産生
8. ふるえ熱産生は，筋収縮による熱産生
9. 非ふるえ熱産生は交感神経作用で，褐色脂肪組織や各臓器が発熱
10. 熱放散には，輻射，伝導と対流，蒸発
    常温での熱放散：伝導・対流＜蒸発＜輻射
11. 皮膚血管拡張で熱放散が亢進，血管収縮で熱放散が減少
12. 体温調節汗腺はエクリン腺で，ほぼ全身に分布
    （アポクリン腺は関与しない：腋窩，会陰など）
13. 体温調節中枢は視床下部

コラム 放熱

　体熱もまたホメオスタシスによって一定範囲に維持されています．特に，我々の身体は代謝によって様々な生命活動を営むことが可能で，代謝には多くの酵素の活性が必要不可欠です．

　我々の平熱（36度から37度程度）こそが，酵素活性の至適温度です．体熱の大きな上昇や下降は，代謝に大きな影響を及ぼすことになります．代謝によって熱が発生し，高温になると酵素活性の失活やタンパクそのものが変性し，機能が消失してしまいます．そのために，ホメオスタシスの1つとして，放熱を行うことが必要となります．

　常温における熱放散は"輻射"による影響が最も大きく，周囲の壁の温度に対し，身体表面の温度は比例します．生理的に皮膚血流を変化させることで，輻射に対する影響を変化させることができます．皮下の血流を増すことで，皮膚温度を上昇させ，逆に皮下の血流を減少させることで皮膚温度を低下させます．

　放熱のホメオスタシス機能においては，発汗による"蒸発"での熱放散の影響が大きくなります．発汗には不感蒸散と発汗が分類され，不感蒸散による熱放散率は全放熱量の20〜30%程度ですが，発汗による熱放散率は特に高温下で著しく増大します．

　熱中症に対するニュースが近年増えていますが，熱中症の疑いのある患者に対する応急処置も放熱を主体として考えるとよいでしょう．周囲からの輻射を避け，蒸発による放熱を促します．既に機能的に発汗が行われている可能性が高いことから，水と塩の損失を疑い，これらの補給を促すことが重要です．

⚠️ キーワード・チェック

- ☐ 体温　　☐ 恒常性　　☐ 酵素活性　　☐ 輻射
- ☐ 伝導/対流　　☐ 蒸発　　☐ 汗腺　　☐ 体温調節中枢

練習問題〈正誤問題〉

誤問題は誤っている部位に下線をひき，正しい文章に直しなさい

- [ ] 1. 身体のエネルギー源は ATP である
- [ ] 2. ATP にはリンが2つ結合している
- [ ] 3. 代謝によって ATP が消費されると熱が発生する
- [ ] 4. 運動時の体温は皮膚温が最も高い
- [ ] 5. 基礎代謝は，睡眠代謝よりも消費カロリーが低い
- [ ] 6. グルコースからの好気的な ATP 産生システムにおける代謝産物は乳酸である
- [ ] 7. プロスタグランジンは発熱を抑制する
- [ ] 8. 常温時の熱放散で最も割合が高いのは輻射である
- [ ] 9. 発汗は体温の上昇を促す
- [ ] 10. 体温調節中枢は延髄にある
- [ ] 11. 温ニューロンが抑制されると体温は低下する
- [ ] 12. インターロイキン1は外因性発熱物質である
- [ ] 13. 解糖はミトコンドリアで行われる
- [ ] 14. 老年期の体温は上昇傾向を示す
- [ ] 15. 熱産生で骨格筋が関わるのは，非ふるえ熱産生である

〈解答〉
1. ○ 2. ×：2つ→3つ 3. ○ 4. ×皮膚温→：深部（筋） 5. ×：低い→高い 6. ×：乳酸→CO_2 と H_2O 7. ×：抑制→亢進 8. ○ 9. ×：上昇→低下 10. ×：延髄→視床下部 11. ×：低下→上昇 12. ×：外因性発熱物質→内因性発熱物質 13. ×：ミトコンドリア→細胞質内 14. ×：上昇→下降 15. ×：非ふるえ熱産生→ふるえ熱産生

19. 代謝と体熱

★★ 過去国試問題 ★★

①発熱状態から解熱する際にみられるのはどれか（2013年）
  1. ふるえ
  2. 立毛筋の収縮
  3. 皮膚血管の拡張
  4. アドレナリンの分泌増加

②非ふるえ熱産生が顕著にみられるのはどれか（2012年）
  1. 骨格筋
  2. 血管平滑筋
  3. 褐色脂肪組織
  4. 甲状腺

③基礎代謝を測定する条件で誤っているのはどれか（2012年）
  1. 摂食後12～14時間
  2. 室温20～25度
  3. 睡眠状態
  4. 肉体的安静状態

④β酸化によって代謝されるのはどれか（2012年）
  1. アミノ酸
  2. ケト酸
  3. クエン酸
  4. 脂肪酸

⑤体温で正しいのはどれか（2011年）
  1. 腋窩温は直腸温より高い
  2. 1日のうちで正午頃が最も高くなる
  3. 月経周期で卵胞期に高くなる
  4. 食事後30～90分に高くなる

⑥基礎代謝量で正しいのはどれか（2010年）
  1. 夏は冬より高い
  2. 甲状腺ホルモンによって低下する
  3. 思春期には成人より高い
  4. 飢餓によって上昇する

⑦気温25度で体熱放散の割合が最も多いのはどれか（2010年）
  1. 蒸発
  2. 対流
  3. 伝導
  4. 輻射

〈解答〉
① 3, ② 3, ③ 3, ④ 4, ⑤ 4, ⑥ 3, ⑦ 4

索引

あ行

アセチルコリン	26, 32
アドレナリン作動性線維	56
アミノ酸	4
アミノ酸誘導体	98
一般感覚	46
液性免疫	76
オーバーシュート	16

か行

外呼吸	88
解糖	110
灰白質	50
下垂体	100
活動電位	16
基礎代謝	110
気道	86
機能性タンパク質	8
キャリア	10
嗅覚	44
求心性ニューロン	28
局所性調節	70
局所電流	20
極性逆転	16
筋性型動脈	68
クレアチンリン酸	110
クロスブリッジ	34
血球	74
血漿	74
血漿タンパク	74
限外濾過	92
交換血管	68
後索路	52
興奮性シナプス	26
コリン作動性線維	56

さ行

再分極	16
細胞性免疫	76
細胞内小器官	2
細胞の興奮	14
細胞膜	8
視覚	44
子宮周期	106
刺激伝導系	80
シナプス	22
消化管ホルモン	64
消化器	62
自律神経系	40, 56
自律神経系調節	58
神経筋接合部	22, 32
神経性調節	70
心臓	80
腎臓	92
錐体路	52
ステロイドホルモン	98, 104
精子形成	104
静止膜電位	14
脊髄視床路	52
脊髄小脳路	52
脊髄神経	40
選択的透過性	14

た行

体性感覚	46
体性神経系	40
体熱	112
唾液腺	62
脱分極	16
弾性型動脈	68
タンパク	2

チャネル	10
中枢神経系	50
聴覚	44
跳躍伝導	20, 26
貯蔵血管	68
動静脈吻合	68
洞房結節	82
特殊感覚	44

な行

内呼吸	88, 110
内臓感覚	46
内分泌性調節	70
ニューロン	20
熱産生	112
脳神経	38
脳脊髄液	50

は行

排尿反射	94
白質	50
白血球	76
不応期	20
副鼻腔	86
平衡覚	44
ペプチドホルモン	98
ポンプ	10

ま行

末梢神経系	40
味覚	44

よ

抑制性シナプス	26

ら・り

卵巣周期	106
リン脂質二重層膜	8

欧文

ATP	4, 110
GABA	26

柔道整復師 生理学パーフェクトノート			ⓒ

発　行	2014年5月20日　初版1刷
著　者	山門一平
発行者	株式会社　中外医学社
	代表取締役　青木　滋
	〒162-0805　東京都新宿区矢来町62
	電　話　(03)3268-2701(代)
	振替口座　00190-1-98814番

印刷・製本／三和印刷(株)　　　　＜KS・HO＞
ISBN978-4-498-07674-7　　　　Printed in Japan

JCOPY　＜(社)出版者著作権管理機構 委託出版物＞

本書の無断複写は著作権法上での例外を除き禁じられています．
複写される場合は，そのつど事前に，(社)出版者著作権管理機構
(電話 03-3513-6969，FAX 03-3513-6979，e-mail: info@jcopy.
or.jp) の許諾を得てください．